国家卫生健康委员会"十四五"规划教材

全国中等卫生职业教育"十四五"规划教材

供药剂、制药技术应用专业用

医院药学概要

第 2 版

主　编　余卫强

编　者（按姓氏笔画排序）

王之颖（上海市普陀区中心医院）

刘衍季（南昌市卫生学校）

李高慧（海南省第二卫生学校）

吴　丹（九江市卫生学校）

吴有根（江西应用科技学院）

余卫强（南昌市卫生学校）

陈燕军（江西师范大学医院）

林　琳（山东省莱阳卫生学校）

蔡　鹃（赣南卫生健康职业学院）

人民卫生出版社

·北　京·

版权所有，侵权必究！

图书在版编目（CIP）数据

医院药学概要 / 余卫强主编. —2 版 . —北京：
人民卫生出版社，2022.7（2024.6 重印）
ISBN 978-7-117-33228-6

Ⅰ.①医… Ⅱ.①余… Ⅲ.①药物学 —医学院校 —教
材 Ⅳ.①R9

中国版本图书馆 CIP 数据核字（2022）第 101525 号

人卫智网	www.ipmph.com	医学教育、学术、考试、健康， 购书智慧智能综合服务平台
人卫官网	www.pmph.com	人卫官方资讯发布平台

医院药学概要
Yiyuan Yaoxue Gaiyao
第 2 版

主 编：余卫强
出版发行：人民卫生出版社（中继线 010-59780011）
地 址：北京市朝阳区潘家园南里 19 号
邮 编：100021
E - mail：pmph @ pmph.com
购书热线：010-59787592 010-59787584 010-65264830
印 刷：中农印务有限公司
经 销：新华书店
开 本：850×1168 1/16 印张：15 插页：1
字 数：284 千字
版 次：2015 年 6 月第 1 版 2022 年 7 月第 2 版
印 次：2024 年 6 月第 4 次印刷
标准书号：ISBN 978-7-117-33228-6
定 价：52.00 元

打击盗版举报电话：010-59787491 E-mail：WQ @ pmph.com
质量问题联系电话：010-59787234 E-mail：zhiliang @ pmph.com
数字融合服务电话：4001118166 E-mail：zengzhi @ pmph.com

出版说明

为全面贯彻党的十九大和全国职业教育大会会议精神，落实《国家职业教育改革实施方案》《国务院办公厅关于加快医学教育创新发展的指导意见》等文件精神，更好地服务于现代卫生职业教育快速发展，满足卫生事业改革发展对医药卫生职业人才的需求，人民卫生出版社在全国卫生职业教育教学指导委员会的指导下，经过广泛的调研论证，全面启动了全国中等卫生职业教育药剂、制药技术应用专业第二轮规划教材的修订工作。

本轮教材围绕人才培养目标，遵循卫生职业教育教学规律，符合中等职业学校学生的认知特点，实现知识、能力和正确价值观培养的有机结合，体现中等卫生职业教育教学改革的先进理念，适应专业建设、课程建设、教学模式与方法改革创新等方面的需要，激发学生的学习兴趣和创新潜能。

本轮教材具有以下特点：

1. 坚持传承与创新，强化教材先进性　教材修订继续坚持"三基""五性""三特定"原则，基本知识与理论以"必需、够用"为度，强调基本技能的培养；同时适应中等卫生职业教育的需要，吸收行业发展的新知识、新技术、新方法，反映学科的新进展，对接职业标准和岗位要求，丰富实践教学内容，保证教材的先进性。

2. 坚持立德树人，突出课程思政　本套教材按照《习近平新时代中国特色社会主义思想进课程教材指南》要求，坚持立德树人、德技并修、育训结合，坚持正确价值导向，突出体现卫生职业教育领域课程思政的实践成果，培养学生的劳模精神、劳动精神、工匠精神，将中华优秀传统文化、革命文化、社会主义先进文化有机融入教材，发挥教材启智增慧的作用，引导学生刻苦学习、全面发展。

3. 依据教学标准，强调教学实用性　本套教材依据专业教学标准，以人才培养目标为导向，以职业技能培养为根本，设置了"学习目标""情境导入""知识链接""案例分析""思考题"等模块，更加符合中等职业学校学生的学习习惯，有利于学生建立对工作岗位的认识，体现中等卫生职业教育的特色，将专业精神、职业精神和工匠精神融入教材内容，充分体现教材的实用性。

4. 坚持理论与实践相结合，推进纸数融合建设　本套教材融传授知识、培养能力、提高素质为一体，重视培养学生的创新、获取信息及终身学习的能力，突出教材的实践性。在修订完善纸质教材内容的同时，同步建设了多样化的数字化教学资源，通过在纸质教材中添加二维码的方式，"无缝隙"地链接视频、微课、图片、PPT、自测题及文档等富媒体资源，激发学生的学习热情，满足学生自主性的学习要求。

众多教学经验丰富的专家教授以严谨负责的态度参与了本套教材的修订工作，各参编院校对编写工作的顺利开展给予了大力支持，在此对相关单位与各位编者表示诚挚的感谢！教材出版后，各位教师、学生在使用过程中，如发现问题请反馈给我们（renweiyaoxue@163.com），以便及时更正和修订完善。

人民卫生出版社

2022 年 4 月

前　言

医院药学概要课程是联系药剂、制药技术应用专业课程与医疗机构药学岗位工作的纽带。为了紧密结合岗位工作实际，编写团队由多年从事医院药学工作的行业专家和从事多年教学工作的专业教师组成；在编写思路上突出基础理论知识"必需、够用"，强调满足执业药师职业资格证书考试的需求；在编写大纲的制定上，以医院药学工作实际工作任务为编写标准，突出岗位技能训练，以职业能力培养为核心；在教学内容选取上，从医院药学岗位工作出发，依据医院开展的各项药学业务活动和工作任务流程，体现课程内容与职业标准对接、教学过程与工作过程对接。本教材对药学岗位基础工作内容的介绍尽可能做到详细、深入浅出，为了适应中职学生职业生涯发展的需要，将临床药学、处方点评、用药咨询服务等内容也编入教材，体现职业教育与终身学习对接，强化职业教育的知识、技术积累；同时，考虑到中职学生的特点，全书采用了模块教学，在教材中设置了学习目标、情境导入、案例分析、知识链接、课堂问答、边学边练、章末小结、思考题等模块，突出内容的趣味性、可读性，引导学生主动学习。

全书共分九章：绪论（刘衍季），医院药事管理（吴有根），医院药品调剂（蔡鹃），医院药品的采购、储存与养护（李高慧），医院制剂（陈燕军），静脉用药集中调配（王之颖），临床药学（吴丹），药品不良反应（余卫强）和药学服务（林琳）；部分章节选取了医院药学岗位工作任务转化为教材实训项目，附在正文后；书末附有课程标准，供各校在教学中参考使用。本教材既可作为中职药剂、制药技术应用专业的教学用书，也可供基层医药专业技术人员、药品监督管理人员参考。

本教材的编写得到了编者所在单位的大力支持和帮助，在此表示感谢。因编者水平所限，缺点错误在所难免，敬请批评指正，以利进一步修订和提高。

编　者

2022 年 3 月

目 录

第一章

绪　论

学习目标

知识目标

- 掌握　医院药学的基本概念及研究内容。
- 熟悉　药学服务的内涵。
- 了解　医院药学的发展。

我国非常重视医院药学事业的发展，为加快医院药学的发展步伐，制定了一系列法律法规来保障并规范医院药学工作的顺利开展。大多数医疗机构在药剂科的基础上建立健全了药学工作组织，积极开展了医院药学研究工作和临床药学工作，进一步加强了医院药学的管理工作，为我国医院药学事业的发展打下了坚实的基础，取得了许多非常宝贵的经验。

第一节　医院药学的概念与研究内容

▶ 情境导入

情境描述：

　　小何是某卫生职业学校药剂专业二年级的学生，再过一个学期就要实习了。某天他去医院看病，恰巧遇到在该院实习的学长，就和学长交流了一下。学长告诉他，自己现在在门诊药房、住院部药房、药库、调剂室等几个部门轮流实习。小何听到"住院部"便问："学长，我们药剂专业学生还要到住院部实习？"学长回答："那当然了，医院各部门都是以患者为中心，医院药学工作者当然也是以患者为中心，现在医院药学的新理念是'全程化药学服务'，不论是门诊部还是住院部都有药房，住院部也需要临床药学服务。好好学习医院药学概要这门课程就知道了。"

学前导语：

　　随着医疗事业的不断发展，医院药学已成为医疗工作的重要组成部分，本节将带领大家进入医院药学概念与研究内容的学习，掌握医院药学基本概念及研究内容。

一、医院药学的概念

　　医院药学是以药学理论为基础，以患者为中心，以安全、有效、经济和合理用药为目的，通过医院药学工作的实践与研究，实施以优质药品服务于患者的综合性、应用性分支学科。医院药学既有药学、临床医学等自然科学属性，又有药事管理学、医学伦理学、药物经济学、社会药学等社会科学属性，是自然科学和社会科学相互渗透的产物，是直接面向患者、以患者为中心开展的药学技术服务。

🔗 **知识链接** ．．．

医院药学的重要性

近年来，国内外医院药学工作突飞猛进，从多年来的单一供应型模式逐渐向科技服务型模式转变。医院药学机构由过去的药剂科逐渐发展成为由若干门类科室组成的药学部门，其更能适应当前医院药学服务的需要，满足当代医院药物治疗高质量的需要，并具有药事管理、药品供应、药物制剂和药学技术服务等多项职能。当代医院药学的迅速崛起，对临床安全、有效、经济和合理用药，避免药源性疾病和事故，进一步提高医院治疗质量，保证人民身心健康具有重大意义。

二、医院药学的研究内容

医院药学的研究内容主要包括医院药事管理、医院药品供应与保障、临床药学和药学服务等几个方面。

（一）医院药事管理

2011年卫生部颁布的《医疗机构药事管理规定》指出，医疗机构药事管理具体是指"医疗机构以病人为中心，以临床药学为基础，对临床用药全过程进行有效的组织实施与管理，促进临床科学、合理用药的药学技术服务和相关的药品管理工作"。

医院药事管理主要是对医院药学实践进行计划、协调、组织、人员配置、领导、规划和控制，并投入合理的人力、财力、物力，从而取得最佳的工作效率、药物治疗效果和社会经济效益。而传统上的医院药事管理则主要是对药品的采购、储存及养护、检验、调配、分发，用药指导和药品经济等的管理，这主要还只是对物的管理。随着药学事业的不断发展，医院药事管理工作不断完善，逐渐转向以患者为中心，呈现规范化、专业化、法制化、经济活动频繁化、信息量大且复杂化的特点。

（二）医院药品供应与保障

长期以来，药品的采购、储存及养护，药品调剂，药品检验，医院制剂，静脉用药集中调配等业务在临床安全用药、治疗疾病、保证人民健康等方面发挥了重要的作用。

1. 药品的采购、储存及养护　医院药学部门根据临床治疗需要，运用经济手段、充分调研、提出计划并采取科学管理措施，采购疗效好、质优价廉的药品。同时，控制药品库存量和维护药品所处环境，保证药品合格。

2. 药品调剂　主要包括处方审核、调剂、药学咨询服务和静脉用药集中调配，为医院评价药物利用状况、提高调剂工作质量、促进合理用药提供依据。

3. 药品检验　主要包括对医院药品的质量监督、检验工作，对购入药品进行质量抽验，对制剂留样定期观察、检验并做留样观察记录，制定医院制剂质量标准和检验规程等文件。药品检验可保证患者用药安全、有效，由药学部的药检室承担。

4. 医院制剂　医院根据本院临床需要而常规配制仅供自用的固定处方制剂，其特点是自配自用、市场上无供应且为本院所特有的创新制剂，医院制剂配方来源于本院临床实践经验并通过长期的临床检验证明安全有效。

5. 静脉用药集中调配　医院药学部门根据医师处方或用药医嘱，经药师及以上的药学专业技术人员进行适宜性审核，按严格的无菌操作要求，在洁净环境条件下对静脉用药进行混合调配，从而使其成为可供临床直接静脉注射使用的成品输液的操作过程称为静脉用药集中调配。这有利于静脉用药调配安全有效，从而提高医务人员合理用药水平、提升医疗工作效率和管理水平。

（三）临床药学和药学服务

临床药学是以患者为研究对象，以提高临床用药质量为目的，以药物与机体相互作用为核心，研究和实践药物临床合理应用方法的综合性应用技术学科。临床药学是医院药学的重要组成部分，其以患者为中心且直接面向患者，研究临床药物治疗，提高药物治疗水平，在药学和临床医学之间发挥了桥梁作用。临床药学的工作包括药师深入临床，协调临床药物遴选，参与制订合理用药方案，协助监护患者用药情况，负责药品不良反应的收集、报告和分析整理工作，减少药源性疾病的发生，向医护工作人员和患者提供有关药品知识的咨询等。

药学服务是在临床药学的基础上发展起来的，面向医院患者、医护工作者及社区居民等关心用药群体提供全方位与药品使用相关的各类服务。药学服务与传统药学工作不同，其强调以患者为中心，是提供全方位全程化药学服务的药物治疗，包括医院药学信息服务、用药咨询指导与服务、对临床患者实施药学监护的服务等，从临床医学、药学、经济学、社会学和心理学等角度给予患者多方面的关怀。

课堂问答 ————————————————————————————

临床药学和药学服务的工作内容分别有哪些?

————————————————————————————

第二节　医院药学的发展

情境导入

情境描述:

医院药学是在药剂科的药品供应、储存、养护、调剂、制剂、检验等基础上发展起来的一门重要学科。近几十年医院药学有了长足的发展,但从全国医院药学的整体管理和技术发展水平来看,发展仍然较缓慢,尚不能完全适应医院发展的需求。随着我国医疗体制改革的全面推进,医疗保险制度不断发展和完善,以及非处方药制度的实施,医院药学在这种形势下如何转变职能、改变经营模式,是我们当前面临的重要课题。

学前导语:

目前医院药学工作依然任重而道远,本节将带领同学们学习医院药学的发展。

医院药学诞生于20世纪,之后不断成长和快速发展,纵观国内外医院药学的发展历程,综合概括起来,大致可分为三个重要阶段。

一、传统药学阶段

医院药学初级阶段的历史基本上是医学和药学结合的历史。19世纪末,随着工业革命和科技的快速发展,药物不仅来源于天然产物资源,还可以人工设计,在实验室中合成化学药物,筛选出安全、有效的药用化合物,再制成制剂。20世纪30年代,磺胺类药物的发明、青霉素等抗生素的发现和广泛使用,开创了人类用化学药物治疗疾病的新纪元。从此，药学脱离医学成为一门独立设置的新学科，并细分为药理学、毒理学、药剂学、药物分析学、药物化学、药事管理学等分支学科。

20世纪50年代前，我国医院药房规模相对较小，只从事处方调配和简单制剂制备工作。20世纪50年代以后，医院药房工作逐步多元化，自制制剂的剂型品种和数量大量增加，并开展了药品检验等复杂工作，医院药师不仅调配处方，还参与医院的经营管理。传统的医院药学仅以保障药品供应为主，直至1998年国家修订《药品生产质量管理规范》（Good Manufacturing Practice，GMP）附录，开始实施药品GMP认证，许多医院制剂因达不到GMP要求而停止生产院内制剂，由此医院药学开始转入临床药学阶段。

二、临床药学阶段

随着新药的大量研发和临床使用，药物在给人类带来防治疾病作用的同时，也带来了许多不良反应。特别是20世纪50—60年代，全球发生多起药害事件，人们开始关注药品的不良反应。美国药学界率先提出了医院药学工作的最终目的是帮助公众安全用药，开始将医院药学服务从药品延伸到患者身上，充分考虑公众对医院药学服务的需求，医院药学工作由此也迈向了以安全合理用药为中心的临床药学阶段。临床药学是研究药品防治疾病的合理性、安全性和有效性的药学学科，其内容是研究药物在人体代谢过程中发挥最佳疗效的理论方法。

我国临床药学起步虽然较晚，但发展很快。从20世纪60年代提出，到70—80年代开始在一些医院开展初步临床药学工作，强调以患者为中心的安全、有效、经济和合理用药。1991年，卫生部首次规定全国的三级医院必须开展临床药学工作，许多医院的临床治疗药物监测、患者用药咨询服务、药学信息情报服务、药品利用研究评价、药物不良反应监测和报告业务相继大量开展，药学相关学科如临床药物治疗学、临床药物效应动力学、临床药物代谢动力学、临床药理学、临床药理毒理学、药物流行病学、药物经济学等也同步建立和发展。临床药学的开展有力推动了医院药学的蓬勃发展。2011年3月1日实施的《医疗机构药事管理规定》进一步明确了药师的工作职责是开展个体化药物治疗方案的设计与实施、临床药学查房等工作，参与临床药物治疗、会诊、病例讨论和疑难、危重患者的医疗救治，从此药师工作进入了一个全新的领域。

课堂问答 ——————————————————————————

《医疗机构药事管理规定》进一步明确的药师的工作职责
是什么？

三、药学服务阶段

"药学服务"一词在20世纪70年代就已经出现，其理念源自"为药物使用负责"的思想，以区别于单纯的药品调配工作，这一思想超越了临床药学依然关注药物的局限。美国药学院协会于1987年提出：在未来的20年中，药师应该在整个卫生保健体系中体现自己控制药物使用的能力，尤其是减少整体医疗服务费用，缩短住院期和减少其他昂贵的服务等。药学服务的概念最早由两名美国教授Hepler和Strand于1990年正式提出，即药学服务是提供负责的药物治疗，目的在于实现改善患者生存质量的既定结果。药学服务要求药师应用药学专业技术知识，为公众包括医护人员、患者及其家属提供药物选择、使用以及药品不良反应预防等多方面的指导。

我国20世纪90年代初吸收并发展了药学服务的概念，其内涵与药学保健、药疗保健、药学监护、药学关怀一致。国内医药学者结合我国国情，在学习借鉴国外经验的基础上，提出了"全程化药学服务"的新理念，在整个卫生医疗保健过程中，包括预防保健、药物治疗前、治疗过程中以及治愈后等各时期，围绕改善和提高生命质量这一理想目标，直接为公众提供有责任的、安全有效的、与药物相关的服务。

知识链接

医院药学的发展前景

1. 建立个体化给药方案、提供以患者为中心的全程化医院药学服务模式。建立现代化医院药房，医院调剂实行单剂量配方，便于安全用药。

2. 建立健全以患者为对象的药品供给计算机网络系统，不断完善药品的信息化追踪系统。

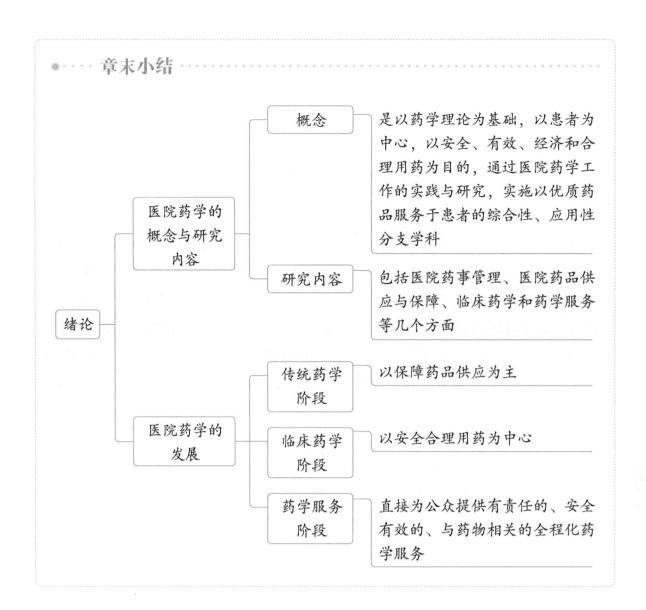

1. 医院药学的概念是什么?

2. 医院药学的研究内容包括哪些?

3. 医院药学的发展有哪几个阶段?

（刘衍季）

第二章
医院药事管理

学习目标

知识目标

- 掌握 医院药事管理与药物治疗学委员会（组）的组成、药师的工作职责。
- 熟悉 药学部（科）组成和职责，医疗机构药学技术人员配置，《国家基本药物目录》相关内容。
- 了解 医院药事管理与药物治疗学委员会（组）的职责，药学技术人员培训。

技能目标

- 熟练掌握 高警示药品、特殊药品、中药饮片的管理。

医院药事管理，又称为医疗机构药事管理。传统的医院药事管理主要是指采购、储存、分发药品的管理，自配制剂的管理，药品的质量管理和经济管理等，即对"物"的管理。随着现代医药卫生事业的发展，医院药事管理的重心，也从对"物"的管理，逐步转变为重视"人"用药的管理，即以对患者合理用药为中心的系统药事管理。目前医院药事管理是指医院内开展以患者为服务中心、以临床药学服务为基础，对医院药学工作全过程进行有效的组织实施与管理，促进临床科学、合理用药的药学专业技术服务和药品管理工作。它是由若干相互联系，又有区别、相互制约的部门管理和专业管理构成的一个整体。

第一节　医院药事管理机构

情境导入

情境描述：

　　小吴是某卫生职业学校药剂专业的学生，他毕业后很想去医院工作，但他不清楚该去医院哪个部门，部门里有哪些岗位比较适合他。

学前导语：

　　医院部门很多，各部门职责不同，本节主要引领大家熟悉医院药学机构的设置，医院药学部的任务、职责，明确毕业后可在医院从事哪些岗位工作。

一、医院药事管理机构的组成和任务

医院药事管理机构是在医院院长直接领导下的医院药学科学技术职能部门。既有极强的专业技术性，又有执行药事和药品管理的职能性，是代表医院对全院药品实施监督管理的职能机构。

（一）医院药事管理机构的组成

医院药事管理机构的设置与医院等级有关，机构设置应与医院规模、功能、任务及医院药学发展一致。具有一定规模的综合性医院应设有药事管理与药物治疗委员会（组），药学部（科）应分设药品调剂（科）、药物配置科（室）、药品质量检验科

（室）、临床药学科（室）、药学信息中心等部门（图2-1）。并配备和提供药学部门工作相适应的专业技术人员、设备和设施。《医疗机构药事管理规定》明确要求，二级以上医院应当设立药事管理与药物治疗学委员会；其他医疗机构应当成立药事管理与药物治疗学组。

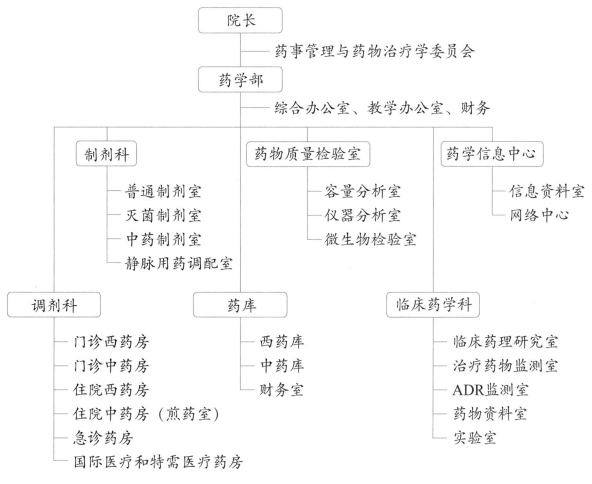

图2-1 医院药学机构的设置

（二）医院药学部（科）的任务

医院药学部（科）应在主管院长直接领导下，按照《中华人民共和国药品管理法》《中华人民共和国药品管理法实施条例》《医疗机构药事管理规定》等国家有关法律法规的要求，负责全院药品管理、药学专业技术服务和药事管理工作。主要的工作任务是开展"以患者为中心，以合理用药为核心"的临床药学工作；组织药师参与临床药物治疗，提供药学专业技术服务；收集药品不良反应，及时向国家卫生健康委员会和相关部门报告，并提出相关药品需要改进、淘汰的意见或建议。

二、医院药学部（科）的工作职责

各级医院规模、性质、任务不同，药学部（科）的工作职责也不完全一致，主要职责如下。

1. 全面负责医院药学的行政和业务技术管理工作，制定本院药学发展规划、管理制度，加强药品质量管理，以保证临床用药安全、有效。

2. 按照国家有关规定，根据本院医疗和科研需要，按计划采购和供应药品，并加强药品供应链的监督管理。

3. 及时准确地调配本院处方，按临床需要制备制剂及加工炮制中药材。

4. 开展临床药学、药品疗效评价、不良反应监测工作，收集药品的毒副反应，定期向卫生行政部门汇报并提出需要改进或淘汰品种的意见。

5. 为保证临床用药安全有效，建立健全药品检查和检验制度，对制剂和某些可疑药品要严格检验，不合格的药品不准使用。药品检验工作接受当地药检所业务指导。

6. 制订药品经费预算，根据临床需要确定合理药品结构，合理使用经费，最大限度提高用药经济和处方医疗价值，取得适度经济效益。

7. 密切配合临床，积极研究中西药物的新制剂；努力进行技术革新，积极运用新技术成就，开发疗效高的新制剂。

8. 积极学习网络信息技术能力，建立药学信息系统，做好用药咨询服务。

> ⓺ **课堂问答**
>
> 医院药学部（科）分设哪些部门？医院药学部（科）主要的工作任务有哪些？

第二节　医院药事管理与药物治疗学委员会（组）

> ⧁ **情境导入**
>
> 情境描述：
>
> 张某是某三甲医院药剂科科长，刘某是张某的亲戚，是某医药公司的销售代表，他想请张某在药品采购方面照顾一下，购进其公司的药品。请

问张某应该怎么做呢？他是否有权力直接决定购买呢？

学前导语：

张某没有权力直接决定购买，他应该拒绝，如直接购买则属于违规行为。医院购入药品有严格的遴选制度，本机构临床科室申请新购入药品、调整药品品种需要经医院药事管理与药物治疗学委员会（组）审核确定。本节将带领大家学习医院药事管理与药物治疗学委员会（组）的组成和具体职责。

《医疗机构药事管理规定》第二章第七条指出："二级以上医院应当设立药事管理与药物治疗学委员会；其他医疗机构应当成立药事管理与药物治疗学组。"医院药事管理与药物治疗学委员会（组）监督、指导本机构药品的科学管理和合理应用。

一、医院药事管理与药物治疗学委员会（组）的组成

二级以上医院药事管理与药物治疗学委员会委员由具有高级技术职务任职资格的药学、临床医学、护理和医院感染管理、医疗行政管理等人员组成，一般5~7人。成立医疗机构药事管理与药物治疗学组的医疗机构由药学、医务、护理、医院感染、临床科室等部门负责人和具有药师、医师以上专业技术职务任职资格人员组成。医疗机构负责人任药事管理与药物治疗学委员会（组）主任委员，药学和医务部门负责人任药事管理与药物治疗学委员会（组）副主任委员。医院药事管理与药物治疗学委员会（组）的组成见表2-1。

表2-1 医院药事管理与药物治疗学委员会（组）的组成

组成	二级以上医院	其他医疗机构
名称	药事管理与药物治疗学委员会	药事管理与药物治疗学组
主任委员	医疗机构负责人	医疗机构负责人
副主任委员	药学和医务部门负责人	药学和医务部门负责人
技术职务	高级技术职务任职资格	药师、医师以上专业技术职务任职资格
人员结构	药学、临床医学、护理和医院感染管理、医疗行政管理等人员	药学、医务、护理、医院感染、临床科室等部门负责人

二、医院药事管理与药物治疗学委员会（组）的职责

《医疗机构药事管理规定》第二章第八条指出"药事管理与药物治疗学委员会（组）应当建立健全相应工作制度，日常工作由药学部门负责"。第九条明确药事管理与药物治疗学委员会（组）的职责如下。

1. 贯彻执行医疗卫生及药事管理等有关法律、法规、规章。审核制定本机构药事管理和药学工作规章制度，并监督实施。

2. 制定本机构药品处方集和基本用药供应目录。

3. 推动药物治疗相关临床诊疗指南和药物临床应用指导原则的制定与实施，监测、评估本机构药物使用情况，提出干预和改进措施，指导临床合理用药。

4. 分析、评估用药风险和药品不良反应、药品损害事件，并提供咨询与指导。

5. 建立药品遴选制度，审核本机构临床科室申请的新购入药品、调整药品品种或者供应企业和申报医院制剂等事宜。

6. 监督、指导麻醉药品、精神药品、医疗用毒性药品及放射性药品的临床使用与规范化管理。

7. 对医务人员进行有关药事管理法律法规、规章制度和合理用药知识教育培训；向公众宣传安全用药知识。

> ② 课堂问答
>
> 二级以上医院药事管理与药物治疗学委员会一般由医院哪些人员组成？药事管理与药物治疗学委员会（组）的职责有哪些？

第三节 医院药学专业技术人员的配置与管理

> ⟳ 情境导入
>
> 情境描述：
>
> 某三甲医院现有药学专业技术人员10名，其中高职称专业技术人员1名、中级职称专业技术人员2名、初级职称专业技术人员7名，这10名药

学专业技术人员中本科学历2名、专科学历3名、中专学历5名。请问该医院药学专业技术人员的配置是否合理？

学前导语：

　　该医院药学专业技术人员的配置不合理。本节将带领大家学习医院药学专业技术人员的配置、药师和药士的职责，以及药学专业技术人员的培训和继续教育。

一、医院药学专业技术人员的配置

　　现代医院药学已经从简单的药品供应发展到以提供安全、有效、经济和合理用药为中心的临床药学服务和药学科研阶段，医疗机构应适应现代医药的科学发展，遵循功能需要，合理选配人员，形成合理、稳定的人员层次结构。

　　《医疗机构药事管理规定》第五章第三十三条规定"医疗机构药学专业技术人员不得少于本机构卫生专业技术人员的8%。建立静脉用药调配中心（室）的，医疗机构应当根据实际需要另行增加药学专业技术人员数量"。第三十四条规定"医疗机构应当根据本机构性质、任务、规模配备适当数量临床药师，三级医院临床药师不少于5名，二级医院临床药师不少于3名"。

　　医疗机构药学专业技术人员须按照有关规定取得相应的药学专业技术职务任职资格。职称结构中的高、中、初级职称比例恰当，三级医院为1.5:3.5:5，二级甲等医院为1:3:6。学历结构中的大学本科及以上、专科、中专的比例适宜，三级医院为3:4:3，二级甲等医院为2:2:6。医疗机构直接接触药品的药学人员，应当每年进行健康检查。患有传染病或者其他可能污染药品的疾病的人员，不得从事直接接触药品的工作。

> ❓ **课堂问答**
>
> 不同级别的医疗机构中，药学专业技术人员在职称结构、学历结构的人员分布比例分别是多少？

二、医疗机构药师的工作职责

（一）药师的工作职责

医院各级药学技术人员均有明确的工作职责，其中药师的工作职责如下。

1. 负责药品采购供应、处方或者用药医嘱审核、药品调剂、静脉用药集中调配和医院制剂配制，指导病房（区）护士请领、使用与管理药品。

2. 参与临床药物治疗，进行个体化药物治疗方案的设计与实施，开展药学查房，为患者提供药学专业技术服务。

3. 参与查房、会诊、病例讨论和疑难、危重患者的医疗救治，协同医师做好药物使用遴选，对临床药物治疗提出意见或调整建议，与医师共同对药物治疗负责。

4. 开展抗菌药物临床应用监测，实施处方点评与超常预警，促进药物合理使用。

5. 开展药品质量监测，药品严重不良反应和药品损害的收集、整理、报告等工作。

6. 掌握与临床用药相关的药物信息，提供用药信息与药学咨询服务，向公众宣传合理用药知识。

7. 结合临床药物治疗实践，进行药学临床应用研究；开展药物利用评价和药物临床应用研究；参与新药临床试验和新药上市后安全性与有效性监测。

8. 其他与医院药学相关的专业技术工作。

（二）药士的工作职责

药士是医院药学技术人员职称中的一个职级。其在医院工作的主要职责如下。

1. 认真执行各项规章制度和操作规程，做好药品调剂、制剂等日常工作。

2. 在药师指导下开展药学服务工作。

3. 按照分工，负责药品的预算、请领、分发、采购、报销、回收、下送、登记、统计、药品检验等工作。

知识链接 ···

药师、临床药师和执业药师

药师是医院药学技术人员的初级职称。职级顺序为：药士、药师、主管药师、副主任药师、主任药师。

临床药师是指具有高等学校临床药学专业或药学专业本科以上学历，并经过规范化培训的药学技术人员。

执业药师是指经全国统一考试合格，取得"中华人民共和国执业药师职业资格证书"并经注册，在药品生产、经营、使用和其他需要提供药学服务的单位中执业的药学技术人员。执业药师考试是一种从业资格准入考试，取得"执业药师资格证书"的药学技术人员主要面向药品生产、经营、使用等单位的相关岗位。

三、医院药学专业技术人员的培训和继续教育

医疗机构应当加强对药学专业技术人员的培养、考核和管理，制订培训计划，组织药学专业技术人员参加毕业后规范化培训和继续医学教育，将完成培训及取得继续医学教育学分情况，作为药学专业技术人员考核、晋升专业技术职务任职资格和专业岗位聘任的条件之一。

（一）岗位培训

对刚毕业的药学工作者，医院采用轮转培训方式进行岗位培训，轮转时间为1~2年，分为调剂、制剂、临床药理、药物检验等几个阶段，由经验丰富的高年资药师带教，在药学部各岗位跟班工作。经轮转并考试合格者，可根据本人特长和工作需要安排到具体岗位。

（二）继续教育

继续教育是面向学校教育之后所有社会成员的教育活动，是终身学习体系的重要组成部分。医院药学继续教育的目的是使药学技术人员在整个职业生涯中，保持高尚的职业道德，不断提高工作能力和药学服务水平，以适应卫生事业发展的要求。

药学继续教育的对象是高等医药院校本科毕业后，通过规范或非规范的专业培训的药学技术人员；或非高等医药院校本科毕业，具有中级或中级以上专业技术职务、正在从事药学专业技术工作的药学技术人员。培训形式有学术会议、学术讲座、专题讨论会、专题学习班、技术操作示教等教育活动，可进行短期或长期培训。进修、学术报告、发表论文和出版著作等，也视为参加继续教育。内容以现代药学科学技术发展中的新理论、新知识、新技术和新方法为重点，适应各类药学技术人员实际需要，针对性强。

药学继续教育实行学分制。其学分可分为：①国家级继续教育委员会认可的国家级继续药学教育项目，包括国家卫生健康委员会、国家药品监督管理局组织和认可的项目；②省级继续药学教育委员会认可的项目和自学及其他形式继续药学教育活动。按活动性质将继续教育学分分为Ⅰ类和Ⅱ类学分。

第四节 医院药品管理

⏩ **情境导入**

情境描述：

为贯彻落实全国卫生与健康大会、《"健康中国2030"规划纲要》和深化医药卫生体制改革的部署要求，进一步完善国家基本药物制度，2018年9月13日，《关于完善国家基本药物制度的意见》由国务院常务会议审议通过，自2018年9月19日发布之日起实行。

学前导语：

国家基本药物制度是药品供应保障体系的基础，是医疗卫生领域基本公共服务的重要内容。本节将带领大家学习国家基本药物的基础知识，以及特殊药品、高警示药品和中药饮片的管理方法。

一、国家基本药物

（一）定义

1977年，世界卫生组织（World Health Organization，WHO）在第615号技术报告中正式提出基本药物的概念：基本药物是能够满足大部分人口卫生保健需要的药物。WHO将基本药物概念推荐给一些经济较落后、药品生产能力低的国家，使其能够按照国家卫生需要，以合理的价格购买、使用质量和疗效都有保障的基本药物。

2009年，国家发展改革委、卫生部等9部委发布了《关于建立国家基本药物制度的实施意见》，这标志着我国建立国家基本药物制度工作正式实施。根据规定，我国基本药物是指可适应我国基本医疗卫生需求，剂型适宜，价格合理，能够保障供应，公众可公平获得的药品。

（二）《国家基本药物目录》的构成、分类及要求

1. **构成** 目录中的药品包括化学药品和生物制品、中成药、中药饮片3部分。目录后附有索引。化学药品和生物制品为中文笔画索引、中文拼音索引和英文索引；中成药为中文笔画索引、中文拼音索引。

2. **分类** 化学药品和生物制品主要依据临床药理学分类；中成药主要依据功能分类；中药饮片不列具体品种，用文字表述。药品的使用不受目录分类类别的限制，

但应遵照有关规定。

3. 要求　目录中收载的药品应当是《中华人民共和国药典》（2020 年版）[简称《中国药典》（2020 年版）] 收载的，国家卫生健康委员会、国家药品监督管理局颁布药品标准的品种。除急救、抢救用药外，独家生产品种纳入《国家基本药物目录》应当经过单独论证。目录中的化学药品和生物制品名称采用中文通用名称和英文国际非专利药名称中表达的化学成分的部分，中成药采用药品通用名称。

（三）国家基本药物的遴选原则

国家基本药物的遴选应当按照防治必需、安全有效、价格合理、使用方便、中西药并重、基本保障、临床首选和基层能够配备的原则，结合我国用药特点，参照国际经验，合理确定品种（剂型）和数量。

《国家基本药物目录》在保持数量相对稳定的基础上，实行动态管理，原则上 3 年调整一次。

（四）医疗机构合理使用国家基本药物的措施

1. 建立健全医疗机构基本药物配备和使用制度，明确规定不同规模、不同层级医疗卫生机构的基本药物配备率和使用率。

2. 制定基本药物临床应用指南和基本药物处方集，规范临床医师用药行为。

3. 完善医疗卫生机构用药管理、处方审核制度，发挥医疗机构和药学专业技术人员在规范临床用药中的作用。

4. 加强医疗机构特别是基层医疗机构医药卫生人员的基本药物培训宣传教育，提高合理用药水平。

5. 建立基本药物使用和合理用药监测考核评估制度，定期检查医疗卫生机构基本药物使用管理情况，若发现问题，及时采取干预措施，保证基本药物的合理使用。

二、特殊药品

（一）特殊药品的基本知识

特殊药品是指国家制定法律制度，实行比其他药品更加严格管制的药品。《中华人民共和国药品管理法》（2019 年版）第一百一十二条规定："国务院对麻醉药品、精神药品、医疗用毒性药品、放射性药品、药品类易制毒化学品等有其他特殊管理规定的，依照其规定。"其他如安全有效、质量可控等属于一般药品属性的，依据《中华人民共和国药品管理法》相关规定进行管理。

1. 分类　国家对以下药品实行不同于其他普通药品的特殊管理政策：麻醉药品、

精神药品、医疗用毒性药品、放射性药品、药品类易制毒化学品。

2. 标识　麻醉药品、精神药品、医疗用毒性药品和放射性药品的标签应当印有国家药品监督管理部门规定的标志（图2-2至图2-5，彩图见书末）。

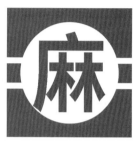 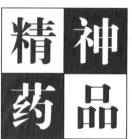 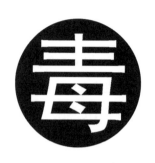 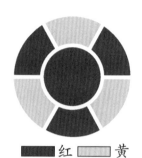

红 ■ 黄 □

图2-2　麻醉药品　　图2-3　精神药品　　图2-4　医疗用毒性　　图2-5　放射性药品
　　　　专用标识　　　　　　专用标识　　　　　　药品专用标识　　　　　　专用标识

（二）麻醉药品和精神药品

1. 概念　麻醉药品是指对中枢神经有麻醉作用，连续使用、滥用或者不合理使用，易产生身体依赖性和精神依赖性，能成瘾癖的药品。包括阿片类、可卡因类、大麻类等。另外还有一些合成制剂，例如哌替啶、布桂嗪、芬太尼、瑞芬太尼、舒芬太尼和可待因等。

精神药品是指直接作用于中枢神经系统，使之兴奋或抑制，连续使用能产生依赖性的药品。依据人体对精神药品产生的依赖性和危害人体健康的程度，将其分为第一类和第二类精神药品。包括兴奋剂、致幻剂和镇静催眠药等，例如氯胺酮、哌甲酯、地西泮、咪达唑仑和苯巴比妥等。

2. 管理　医疗机构根据《中华人民共和国药品管理法》《麻醉药品和精神药品管理条例》《医疗机构麻醉药品、第一类精神药品管理规定》和《处方管理办法》的相关规定，规范管理药品。

（1）麻醉药品、第一类精神药品必须五专管理：专人管理、专柜加锁（双人双锁）、专用账册、专用处方和专册登记。

医疗机构麻醉药品、第一类精神药品库房须配备专用保险柜或麻醉药品和精神药品智能调配柜储存，储存区域设有防盗设施和安全监控系统。门窗有防盗设施，安装自动报警和安全监控装置，安全保卫部门负责日常安全监督工作。各病区和手术室存放的麻醉药品、第一类精神药品应配备专用保险柜，安装视频监控装置，以监控取药及回收药品等行为。相关监控视频保存期限原则上不少于180天。保险柜储存各环节应当指定专人负责，进行交接班并有记录。

（2）医疗机构需要使用麻醉药品和第一类精神药品，应当取得"麻醉药品、第一类精神药品购用印鉴卡"（以下简称"印鉴卡"），并凭"印鉴卡"向本省、自治区、直辖市范围内的定点批发企业购买麻醉药品和第一类精神药品。

（3）医疗机构应当按照有关规定，对本机构执业医师和药师进行麻醉药品和精神药品的使用知识和规范化管理培训。执业医师经考核合格后取得麻醉药品和第一类精神药品的处方权，药师经考核合格后取得麻醉药品和第一类精神药品的调剂资格。

医师取得麻醉药品和第一类精神药品处方权后，方可在本机构开具麻醉药品和第一类精神药品处方，但不得为自己开具该类药品处方。医师应当按照国家卫生健康委员会制定的《麻醉药品临床应用指导原则》《精神药品临床应用指导原则》，开具麻醉药品和第一类精神药品处方。药师取得麻醉药品和第一类精神药品调剂资格后，方可在本机构调剂麻醉药品和第一类精神药品。

医疗机构要针对麻醉药品和精神药品使用的全过程，进一步细化、完善具体操作流程和规范要求。特别是针对重点部门，要严格执行全程双人操作制度，改变由麻醉医师单人操作麻醉药品和精神药品的现状，麻醉药品和精神药品的处方开具、使用和管理不得由同一人实施。麻醉医师原则上不参与麻醉药品和精神药品管理工作。鼓励将药师逐步纳入病房、手术室等重点部门的麻醉药品和精神药品管理团队中，开展麻醉药品和精神药品处方医嘱审核、处方点评，参与麻醉药品和精神药品管理、使用环节的核对和双人双签工作。参与双人双签的人员应当避免长期由固定人员担任。医疗机构应当制定双人双签的人员轮换管理办法，明确轮换周期。

（4）对麻醉药品、第一类精神药品处方统一编号计数管理，建立处方领取、保管、使用、退回、销毁管理制度。

（5）麻醉药品和第一类精神药品入库双人验收，出库双人复核，做到账物相符。专用账册的保存期限应当自药品有效期期满之日起不少于5年。麻醉药品、第一类精神药品的购入、储存、发放、调配、使用实行批号管理和追踪。

（6）提高麻醉药品和精神药品信息化管理水平。医疗机构要加大对麻醉药品和精神药品管理的软、硬件投入力度，依托现代化院内物流系统和信息化平台，加强对麻醉药品和精神药品全流程管理，实现来源可查、去向可追、责任可究的全程闭环式可追溯管理。已实施电子"印鉴卡"管理的地区，要继续做好相关工作；尚未实施的地区，要加快信息化建设，尽早实现"印鉴卡"信息化管理。有条件的地区或医疗机构要积极探索麻醉药品和精神药品智能存储柜、电子药柜等智能化设备的使用，结合实际，开发麻醉药品和精神药品智能管理系统，逐步实现精细化管理，提高工作效率和差错防范能力。

（7）患者使用麻醉药品、第一类精神药品注射剂或贴剂的，再次调配时，应将患者原批号空安瓿或用过的废贴交回并记录。各病区、手术室等调配使用麻醉药品、第一类精神药品注射剂或贴剂时应收回空安瓿或用过的废贴，核对批号和数量并作记录。收回的麻醉药品、第一类精神药品注射剂空安瓿或用过的废贴由专人负责计数、监督销毁并记录。

（8）患者不再使用麻醉药品、第一类精神药品时，医疗机构应当要求患者将剩余的麻醉药品、第一类精神药品无偿交回本医疗机构，由医疗机构按照国家相关规定销毁、处理并记录。医疗机构对过期、损坏的麻醉药品、第一类精神药品进行销毁时，应当向所在地卫生行政部门提出申请，在卫生行政部门的监督下进行销毁，并对销毁情况进行登记。

（9）在储存、保管过程中发生麻醉药品、第一类精神药品丢失、被盗、被抢的情况，骗取或者冒领麻醉药品、第一类精神药品的情况，应立即向所在地卫生行政部门、公安机关、药品监督管理部门报告。

3. 麻醉药品、精神药品的处方剂量具体见表2-2。

表2-2 麻醉药品、精神药品的处方剂量

| 剂型 | 麻醉药品和第一类精神药品 | | | 第二类精神药品 | |
	门（急）诊患者	门（急）诊癌症疼痛患者和中、重度慢性疼痛患者	住院患者	门（急）诊患者	住院患者
注射剂	每张处方为一次常用量	每张处方不得超过3日常用量	逐日开具，每张处方为1日常用量	一般每张处方不得超过7日常用量；对于慢性疾病或某些特殊情况的患者，处方用量可以适当延长，医师应当注明理由	逐日开具，每张处方为1日常用量
缓控释制剂	每张处方不得超过7日常用量	每张处方不得超过15日常用量			
其他	每张处方不得超过3日常用量	每张处方不得超过7日常用量			

注：对于需要特别加强管制的麻醉药品，盐酸二氢埃托啡处方为一次常用量，仅限于二级以上医院内使用；盐酸哌替啶处方为一次常用量，仅限于医疗机构内使用；哌甲酯用于治疗儿童多动症时，每张处方不得超过15日常用量；第二类精神药品一般每张处方不得超过7日常用量；对于慢性疾病或某些特殊情况的患者，处方用量可以适当延长，医师应当注明理由。

◎ **案例分析** ....

案例：

某医师为某乳腺癌晚期患者开具如下处方，请根据《处方管理办法》等相关规定分析该处方是否规范。

Rp：美施康定　　30mg×40片

　　　Sig：　　　　30mg　p.o.　b.i.d.

分析：

1. 美施康定为商品名，应使用药品通用名——硫酸吗啡缓释片。

2. 按照麻醉处方的剂量规定，门（急）诊癌症疼痛患者和中、重度慢性疼痛患者开具的麻醉药品，缓控释制剂每张处方不得超过15日常用量。

....

（三）医疗用毒性药品

1. 概念　医疗用毒性药品是指毒性剧烈、治疗剂量与中毒剂量相近，使用不当会致人中毒或死亡的药品，须严格执行国务院发布的《医疗用毒性药品管理办法》相关规定，加强对医疗用毒性药品的管理，防止中毒或死亡事故发生。

2. 操作规程

（1）毒性药品的包装容器上必须印有毒性药品标志。

（2）毒性药品应专柜加锁并由专人保管，做到双人双锁、专账记录。严格执行保管、验收、领发、核对制度，定期盘点，账物相符。

（3）调配毒性药品须凭医师签名的处方，每次处方剂量不得超过2日极量。

（4）调配处方时，必须认真负责，称量要准确无误，处方调配完毕，必须经另一位具有药师以上技术职称的人员复核签名，方可发出。如发现处方有疑问时，须经原处方医师重新审定签名后再行调配。

（5）处方一次有效，取药后处方保存2年备查。

3. 分类　医疗用毒性药品分为西药和中药两大类。

（1）西药毒性药品的品种：去乙酰毛花苷丙、士的宁、三氧化二砷、氢溴酸后马托品、阿托品、毛果芸香碱、水杨酸毒扁豆碱、（氯化汞）升汞、洋地黄毒苷、氢溴酸东莨菪碱、亚砷酸注射剂、亚砷酸钾、A型肉毒毒素及其制剂。

注意，西药毒性药品品种除了亚砷酸注射剂、A型肉毒毒素及其制剂外，其他仅指原料药，不包含制剂。另外，西药品种士的宁、阿托品、毛果芸香碱等还包括各自的盐类化合物。

（2）中药毒性药品的品种：砒石（红砒、白砒）、砒霜、青娘虫、红娘虫、闹羊花、生千金子、雄黄、生川乌、生藤黄、洋金花、生白附子、红粉、生半夏、生甘遂、生狼毒、生马钱子、水银、生南星、生巴豆、斑蝥、雪上一枝蒿、蟾酥、生草乌、生附子、生天仙子、红升丹、白降丹、轻粉。

注意，中药毒性药品品种系指原药材和饮片，不包含制剂。

（四）药品类易制毒化学品

1. 概念　药品类易制毒化学品是指《易制毒化学品管理条例》中所确定的麦角酸、麻黄素等物质。

2. 管理　医疗机构根据《药品类易制毒化学品管理办法》的相关规定，规范管理药品。国家对药品类易制毒化学品实行购买许可制度。购买药品类易制毒化学品的，应当办理"药品类易制毒化学品购用证明"，但医疗机构凭"麻醉药品、第一类精神药品购用印鉴卡"购买药品类易制毒化学品单方制剂和小包装麻黄素的，可豁免办理"药品类易制毒化学品购用证明"。

> ▶ 边学边练
>
> 练习特殊药品的贮存管理，请见"实训一　特殊药品贮存管理模拟实训"。

三、高警示药品

高警示药品是指药理作用显著且迅速、使用不当极容易危害人体的药品。高警示药品根据风险级别由高到低分为A、B、C级三类。中国药学会医院药学专业委员会推荐"高警示药品专用标识"用于医疗机构高警示药品管理，张贴在高警示药品储存处，也可嵌入电子处方系统、医嘱处理系统和处方调配系统，以提示医务人员正确管理高警示药品（图2-6，彩图见书末）。

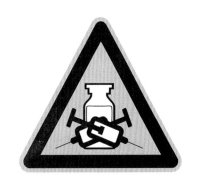

图2-6　高警示药品专用标识

（一）A级高警示药品

A级高警示药品是高警示药品管理的最高级别，使用频率高，一旦用药错误，患者死亡风险最高，医疗单位必须重点管理和监护。

1. A级高警示药品的分类　包含如下几类：静脉用肾上腺素受体激动药（如肾上腺素）、硝普钠注射液、静脉用肾上腺素受体拮抗药（如普萘洛尔）、磷酸钾注射液、高渗葡萄糖注射液（20%或以上）、吸入或静脉麻醉药（如丙泊酚）、胰岛素（皮下或静脉给药）、静脉用强心药（如地高辛、米力农）、硫酸镁注射液、静脉用抗心律失常药（如胺碘酮）、浓氯化钾注射液、浓氯化钠注射液、100ml以上的灭菌注射用水、阿片酊。

2. A级高警示药品的管理措施

（1）应有专用药柜或专区贮存，药品储存处有明显专用标识。

（2）病区药房发放A级高警示药品须使用高警示药品专用袋，药品核发人、领用人须在专用领药单上签字。

（3）护理人员执行A级高警示药品医嘱时应注明高警示，双人核对后给药。

（4）A级高警示药品应严格按照法定给药途径和标准给药浓度给药。超出标准给药浓度的医嘱医师须加签字。

（5）医师、护士和药师工作站在处置A级高警示药品时应有明显的警示信息。

（二）B级高警示药品

B级高警示药品是高警示药品管理的第二层，包含的高警示药品使用频率较高，一旦用药错误，会给患者造成严重伤害，但给患者造成伤害的风险等级较A级低。药库、药房和病区小药柜等药品储存处有明显专用标识。

1. B级高警示药品的分类　包含如下几类：抗血栓药（如法华林）、心脏停搏液、硬膜外或鞘内注射药、注射用化疗药、放射性静脉造影剂、静脉用催产素、全胃肠外营养液（Total Parenteral Nutrition，TPN）、静脉用中度镇静药（如咪达唑仑）、静脉用异丙嗪、儿童口服用中度镇静药（如水合氯醛）、依前列醇注射液、注射给药阿片类镇痛药、秋水仙碱注射液、凝血酶冻干粉。

2. B级高警示药品的管理措施

（1）药库、药房和病区小药柜等药品储存处有明显专用标识。

（2）护理人员执行B级高警示药品医嘱时应注明高警示，双人核对后给药。

（3）B级高警示药品应严格按照法定给药途径和标准给药浓度给药。超出标准给药浓度的医嘱医师须加签字。

（三）C级高警示药品

C级高警示药品是高警示药品管理的第三层，包含的高警示药品使用频率较高，一旦用药错误，会给患者造成伤害，但给患者造成伤害的风险等级较B级低，有明显专用标识。

1. C级高警示药品的分类　包含如下几类：甲氨蝶呤片（口服，非肿瘤用途）、口服化疗药、口服阿片类镇痛药、腹膜和血液透析液、脂质体药物、中药注射剂。

2. C级高警示药品的管理措施

（1）医师、护士和药师工作站在处置C级高警示药时应有明显的警示信息。

（2）门诊药房药师和治疗班护士核发C级高警示药品应进行用药交代。

> ▶ 边学边练
>
> 练习高警示药品的调剂，请见"实训二　高警示药品调剂
> 模拟实训"。

四、中药饮片

中药饮片是指根据调配或制剂的需要，对经产地加工的净药材进一步切制、炮制而成的成品。为加强中药饮片管理，保证中药饮片质量和保障患者使用中药饮片安全有效，根据《中华人民共和国药品管理法》和《医疗机构中药饮片质量管理办法》的相关规定，医疗机构对中药的采购、验收、贮存、调剂和煎煮等环节实行管理。

（一）采购

1. 医疗机构采用中药饮片，应当验证生产经营企业的"药品生产许可证"或"药品经营许可证"，"企业法人营业执照"和销售人员的授权委托书、资格证明、身份证，并将复印件存档备查。首营企业还必须与原件对照，填写"首营企业审批表"和"首营品种审批表"，以及产品所属生产企业的"营业执照""药品生产许可证""GMP证书"和销售人员的授权委托书、资格证明、身份证复印件，所提供的所有资料均需加盖公司原印章，审查合格后归档保存以备查。

2. 医院与中药饮片供应单位应当签订"质量保证协议书"。

3. 所购中药饮片应有包装，包装上除应有品名、生产企业、产地、生产日期外，实施批准文号管理的中药饮片还应有批准文号。票据和购进记录保存至超过药品有效期1年，但不得少于3年。

4. 购进进口中药饮片应有加盖供货单位质量管理部门原印章的"进口药材批件"及"进口药材检验报告书"复印件。

（二）验收

1. 购进中药饮片时，验收人员应当对品名、产地、生产企业、产品批号、生产日期、合格标识、质量检验报告书、数量、验收结果及验收日期逐一登记并签字。如发现有质量不合格现象或票货不符的，有权拒收，不得入库。

2. 购进国家实行批准文号管理的中药饮片，还应当检查核对批准文号。

3. 医院对所购的中药饮片，应当照法定标准和合同规定的质量条款对购进的中药饮片进行验收，验收不合格的不得入库。

4. 对购入的中药饮片应按照规定的方法进行抽样检查，如对饮片质量有疑义需要鉴定的，应当委托国家认定的药检部门进行鉴定。

5. 发现假冒、劣质中药饮片，应当及时封存并报告所属省、自治区或直辖市药品监督管理部门。

6. 库房储存药品，按质量状态实行色标管理，合格药品为绿色，不合格药品为红色，待验药品为黄色。

7. 对特殊管理的中药饮片，应实行双人验收制度。

8. 验收记录应保存至超过药品有效期1年，但不得少于2年。

（三）贮存

1. 中药饮片应按其特性采取干燥、通风、避光、阴凉、对抗方法养护，根据实际需要采取防尘、防潮、防污染以及防虫、防鼠等措施。

2. 中药饮片要按照储存条件的要求专库、分类储存，按温湿度要求储存于相应库中，易串味药品应单独存放。

3. 中药饮片必须定期采取养护措施，定期检查并记录检查结果。养护中发现质量问题，应当及时上报本单位领导处理并采取相应措施。

4. 中药饮片装斗前应进行净选、过筛，定期清理格斗，饮片标签应写正名、正字，与《中华人民共和国药典》（2020年版）中的药名、医院处方给付管理办法规定相一致，防止混淆、混药。

5. 饮片上柜应执行先生产先出、先进先出，易变先出的装斗原则。

6. 中药饮片出入库应当有完整记录。中药饮片出库前，应当严格进行核查核对，不合格的不得出库使用。

（四）调剂

1. 调剂室应当有与调剂量相适应的面积，配备通风、调温、调湿、防潮、防虫、防鼠、除尘设施，工作场地、操作台面应当保持清洁卫生，洁净度符合要求。

2. 调配处方时，应当按照《处方管理办法》和中药饮片调剂规程的有关规定进行审方和调剂。对存在"十八反"、"十九畏"、妊娠禁忌、超过常用剂量等可能引起用药安全问题的处方，应当由处方医师确认加签或重新开具处方后方可调配，处方留存1年备查。

3. 按方配制，称准分匀，总量误差为±2%，剂量误差为±5%。处方配完后，应先自行核对，无误后签字交处方复核员复核，严格审查无误签字后方可发给患者。

4. 严格按配方、发药操作规程操作，坚持一审方、二核价、三配方、四核对、五发药的程序。

5. 应对先煎、后下、包煎、分煎、烊化、兑服等特殊用法单包注明，并向患者交代清楚，主动耐心介绍服用方法。

6. 配方用毒性中药饮片按特殊管理药品的制度执行。

（五）煎煮

1. 煎药室要有1名具备一定理论水平和实际操作经验的中药师负责和指导煎药工工作，煎药工由身体健康的药剂员或经过训练具有一定煎药知识的人员担任。

2. 中药煎药室应当宽敞、明亮，地面、墙面、屋顶平整、洁净、无污染，有良好的通风、除尘、防积水以及消防等设施。

3. 对所要煎的药，应详细检查患者姓名、床号、服药时间、剂数和煎法，如有疑问及时与医师、调剂室等有关人员联系。

4. 煎药要按规程操作，煎煮前将药材浸泡半小时，按药材的性质掌握煎煮时间，认真执行入药顺序。

5. 药料应当充分煎透，做到无糊状、无白心、无硬心。煎药时应当防止药液溢出、煎干或煮焦。煎干或煮焦者禁止药用。应另配方重煎。

6. 煎药时应按服药日期先后顺序煎药，煎药后必须核对煎药锅和服药瓶上姓名、日期是否相符，无误后方可发药。

7. 煎药器具要保持清洁，做到用后必须清洗干净备用；内服、外用煎煮器及服药瓶要严格分开使用。

8. 煎药要建立煎药登记和差错事故登记以备查。

9. 煎药室要注意安全、防火、防盗；工作无关人员禁止入内；下班前将气阀关闭，有交接班记录。

10. 加强煎药的质量控制、监测工作，征求医护人员和住院患者意见，做好记录。

章末小结

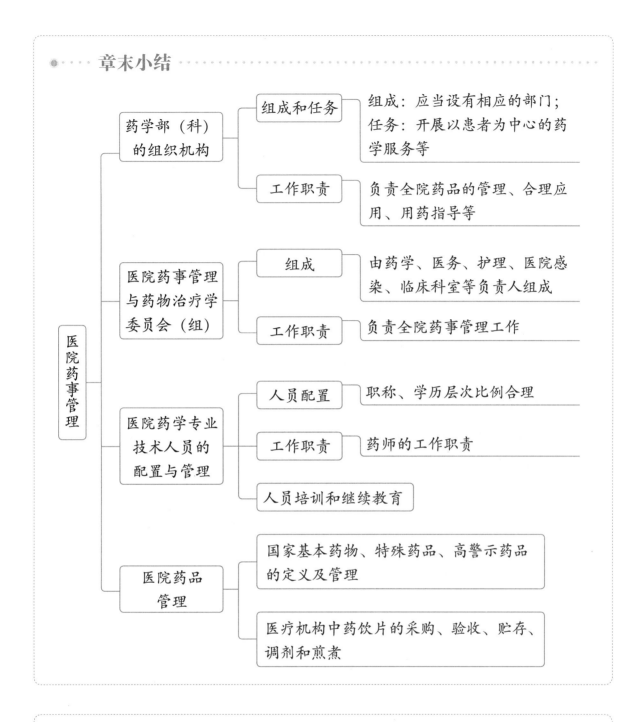

组成和任务 —— 组成：应当设有相应的部门；任务：开展以患者为中心的药学服务等

工作职责 —— 负责全院药品的管理、合理应用、用药指导等

组成 —— 由药学、医务、护理、医院感染、临床科室等负责人组成

工作职责 —— 负责全院药事管理工作

人员配置 —— 职称、学历层次比例合理

工作职责 —— 药师的工作职责

人员培训和继续教育

国家基本药物、特殊药品、高警示药品的定义及管理

医疗机构中药饮片的采购、验收、贮存、调剂和煎煮

思考题

1. 药学部（科）的具体工作职责有哪些？

2. 药士的工作职责有哪些？

3. 中药饮片调剂的注意事项有哪些？

（吴有根）

第三章

医院药品调剂

学习目标

知识目标

- 掌握　处方的基本知识和《处方管理办法》内容。
- 熟悉　处方调配的基本流程、住院药房调剂的配方形式。
- 了解　中药调剂的基本设施和主要程序。

技能目标

- 熟练掌握　调剂室人员和布局要求、调剂室的管理制度和门（急）诊药房、住院药房调剂的特点。
- 学会　药品请领摆药和调配技能。

第一节　处方管理

情境导入

情境描述：

　　小乐今年9岁，咽喉疼痛两天，无流涕，头痛发热一天，体温38.6℃，偶有咳嗽，少痰。小乐的爸爸带他去某医院急诊科就诊，医师的诊断是上呼吸道感染，并用白色处方开具了一张连同注射剂和口服药共6种药品的处方。爸爸凭这张处方到附近的社会药房买药。因当值执业药师外出，由一名药工小明调剂后，直接发药给小乐，并且在药房里未给小乐做皮肤试验就静脉滴注青霉素。

学前导语：

　　这个案例多处违反了《处方管理办法》，本节将带领大家学习《处方管理办法》，掌握处方的基本知识和处方管理的一般规定。

一、处方的基本知识

2007年卫生部颁布的《处方管理办法》中所指的处方是由注册的执业医师和执业助理医师在诊疗活动中为患者开具的、由取得药学专业技术职务任职资格的药学专业技术人员审核、调配、核对，并作为患者用药凭证的医疗文书。处方包括医疗机构病区用药医嘱单。

（一）处方的类型

处方按其性质可分为三类。

1. 法定处方　是指《中华人民共和国药典》（2020年版）、国务院药品监督管理部门颁布标准收载的处方，它具有法律约束力。

2. 医师处方　是指医师为患者诊断、治疗或预防用药所开具的处方。具有法律上、技术上和经济上的意义。

3. 协定处方　是指医院药剂科与临床医师根据医院医疗用药的需要，共同协商制订的处方。适于大量配制和贮备药品，便于控制药物的品种和质量，提高工作效率，减少患者等候取药的时间，但难以适应病情的变化。仅限于本单位使用。

请判断以下三个处方分别属于哪种类型。

1. 《中华人民共和国药典》（2020年版）中规定冠心苏合丸由苏合香、冰片、乳香（制）、檀香、土木香组成。

2. 某上呼吸道感染患者，医师为其开出如下处方：

Rp：清热解毒软胶囊　　20粒×2盒

　　　　sig：　2粒　　　p.o.　t.i.d.

　　　急支糖浆　　　　　100ml×1瓶

　　　　sig：　10ml　　p.o.　t.i.d.

3. 某中医院医师为一位肺炎咳嗽患者开具如下处方：

Rp：肺炎三号方　　两付

　　　sig：　一剂药煎取100ml药液　50ml　p.o.　b.i.d.

注：肺炎三号方药物组成为苏子10g、地龙10g、甘草10g、五味子10g、款冬花15g、桔梗15g、陈皮15g、前胡10g、木蝴蝶15g、诃子10g、板蓝根15g、川贝5g。

（二）处方格式

处方标准由国务院卫生行政部门统一规定，处方格式由省、自治区、直辖市卫生行政部门（以下简称省级卫生行政部门）统一制定，处方由医疗机构按照规定的标准和格式印制。完整的医院处方包括以下几个部分，依次排列为前记、正文和后记（图3-1）。

1. 前记　包括医疗机构名称、费别、患者姓名、性别、年龄、门诊或住院病历号、科别或病区和床位号、临床诊断、开具日期等。可添列特殊要求的项目。麻醉药品和第一类精神药品处方还应当包括患者身份证号码、代办人姓名、身份证号码。

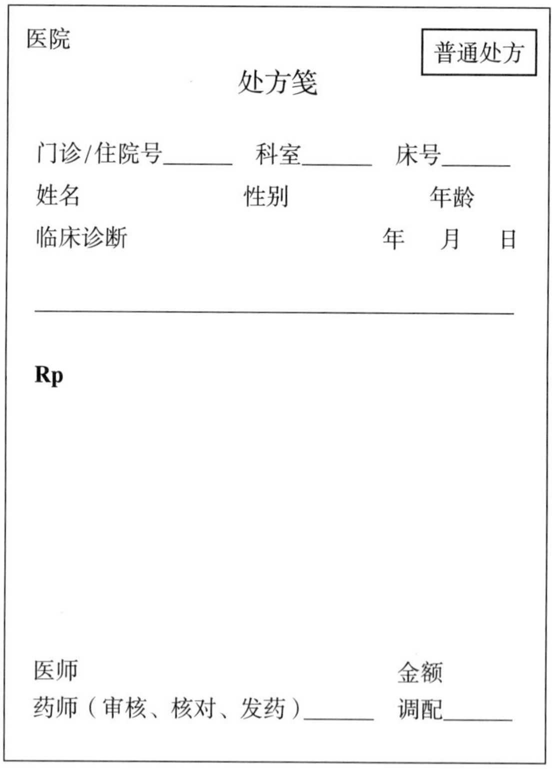

医院		普通处方

处方笺

门诊/住院号_____　科室_____　床号_____

姓名　　　　　性别　　　　年龄

临床诊断　　　　　　　　年　月　日

——————————————————————

Rp

医师　　　　　　　　　　金额

药师（审核、核对、发药）_____　调配_____

图3-1　处方笺

2. 正文　以Rp或R（拉丁文Recipe "请取" 的缩写）标示，分列药品名称、剂型、规格、数量、用法、用量。

3. 后记　医师签名或者加盖专用签章，药品金额以及审核、调配、核对、发药、药师签名或者加盖专用签章。

（三）处方颜色和保管

普通处方的印刷用纸为白色。急诊处方印刷用纸为淡黄色，右上角标注 "急诊"。儿科处方印刷用纸为淡绿色，右上角标注 "儿科"。麻醉药品和第一类精神药品处方印刷用纸为淡红色，右上角分别标注 "麻" "精一" 字样。第二类精神药品处方印刷用纸为白色，右上角标注 "精二"。

处方由调剂处方药品的医疗机构妥善保存。普通处方、急诊处方、儿科处方保存期限为1年；医疗用毒性药品、第二类精神药品处方保存期限为2年；麻醉药品和第一类精神药品处方保存期限为3年（表3-1）。处方保存期满后，经医疗机构主要负责人批准、登记备案，方可销毁。

表3-1　处方的种类和保存期限

处方种类	颜色	保存期限
普通处方	白色	1年
急诊处方	淡黄色（右上角标注 "急诊" 字样）	1年
儿科处方	淡绿色（右上角标注 "儿科" 字样）	1年
医疗用毒性药品处方 第二类精神药品处方	白色（处方上分别有 "毒" "精二" 字样）	2年
麻醉药品处方 第一类精神药品处方	淡红色（处方上分别有 "麻" "精一" 字样）	3年

（四）处方性质

1. 法律性　处方具有法律性，是重要的法律凭证。处方书写应正确、清晰，修改时必须重新签名。调剂要认真审核处方，详细进行用药交代，每道程序完成后签名。处方要按规定妥善保存。因开具处方或调配处方所造成的医疗差错或事故，医师和药师分别负有相应的法律责任。医师具有诊断权和开具处方权但无调配权；药师具有审核调配处方权，但无诊断和开具处方权。

2. 经济性　处方是药品消耗及药品经济收入结账的凭证和原始依据，也是患者在治疗疾病包括门诊、急诊、住院在内的全过程中用药的真实凭证。

3. 技术性　开具或调配处方必须由通过卫生职业资格考试认定并取得专业技术职务任职资格的人员担任。医师应当根据医疗、预防、保健需要，按照诊疗规范、药品说明书中的药品适应证、药理作用、用法、用量、禁忌、不良反应和注意事项等开具处方。药师（士）应当凭医师处方调剂处方药品，非经医师处方不得调剂，同时负责处方审核、评估、核对、发药以及安全用药指导。

二、处方管理的一般规定

（一）处方书写

处方书写应当符合下列规则：

1. 患者一般情况、临床诊断填写清晰、完整，并与病历记载相一致。

2. 每张处方限于一名患者的用药。

3. 字迹清楚，不得涂改；如需修改，应当在修改处签名并注明修改日期。

4. 药品名称应当使用规范的中文名称书写；没有中文名称的可以使用规范的英文名称书写。书写药品名称、剂量、规格、用法、用量要准确规范，药品用法可用规范的中文、英文、拉丁文或者缩写体书写，但不得使用"遵医嘱""自用"等含糊不清字句。

5. 患者年龄应当填写实足年龄。新生儿、婴幼儿应写日龄、月龄，必要时要注明体重。

6. 西药和中成药可以分别开具处方，也可以开具一张处方，中药饮片应当单独开具处方。

7. 开具西药、中成药处方，每一种药品应当另起一行，每张处方不得超过5种药品。

8. 中药饮片处方的书写，一般应当按照"君、臣、佐、使"的顺序排列；调剂、煎煮的特殊要求注明在药品右上方，并加括号，如布包、先煎、后下等；对饮片的产地、炮制有特殊要求的，应当在药品名称之前写明。

9. 药品用法用量应当按照药品说明书规定的常规用法用量使用，特殊情况需要超剂量使用时，应当注明原因并再次签名。

10. 除特殊情况外，应当注明临床诊断。

11. 开具处方后的空白处画一条斜线以示处方完毕。

12. 处方医师的签名式样和专用签章应当与院内药学部门留样备查的式样相一致，不得任意改动，否则应当重新登记留样备案。

13. 药品剂量与数量用阿拉伯数字书写。剂量应当使用法定剂量单位：重量以克（g）、毫克（mg）、微克（µg）、纳克（ng）为单位；容量以升（L）、毫升（ml）为单位；国际单位（IU）、单位（U）；中药饮片以克（g）为单位。片剂、丸剂、胶囊剂、颗粒剂分别以片、丸、粒、袋为单位；溶液剂以支、瓶为单位；软膏及乳膏剂以支、盒为单位；注射剂以支、瓶为单位，应当注明含量；中药饮片以剂为单位。

（二）处方中常用缩写词

医师在书写处方时，如药物的用法、剂型等内容时，经常采用拉丁文缩写或英文缩写表示（表3-2）。

表 3-2　处方中常用缩写

外文缩写	中文含义	外文缩写	中文含义
［制剂］		［给药次数、时间］	
Auris.	滴耳剂	q.d.	每日
Caps.	胶囊	q.h.	每小时
Coll.	漱口剂	q.6h.	每6小时
Dec.	煎剂	q.2d.	每2天
Emuls.	乳剂	q.m.	每晨
Gtt.	滴剂	q.n.	每晚
Inj.	注射剂	h.s.	临睡前
Lin.	搽剂	s.i.d.	一日一次
Liq.	溶液剂	b.i.d.	一日二次
Lot.	洗剂	t.i.d.	一日三次
Mist.	合剂	a.c.	饭前
Neb.	喷雾剂	p.c.	饭后
Ocul.	眼膏剂	a.m.	上午
Pil.	丸剂	p.m.	下午
Pulv.	散剂	p.r.n.	必要时
Sol.	溶液剂	s.o.s.	需要时
Tab.	片剂	Stat./st.	立即
Tinct.	酊剂	pr.dos.	一次量，顿服
Ung.	软膏剂	［其他］	
［给药途径］		aa.	各

外文缩写	中文含义	外文缩写	中文含义
Ad us.ext.	外用	ad.	加至
i.d.	皮内注射	Amp.	安瓿（瓶）
i.h.	皮下注射	Aq.	水
i.m.	肌内注射	Cit.	急速的
i.v.	静脉注射	Co./Comp.	复方的
i.v.gtt.	静脉滴注	dil.	稀的
p.o.	口服	fort.	浓的
p.rect.	灌肠	No.	数目，号
pr.aur.	耳用	q.s.	适量
pr.inf.	婴儿用	R/Rp.	请取
pr.nar.	鼻用	Sat.	饱和的
pr.ocul.	眼用	Sig.	标记（用法）

（三）处方的有效期和限量

1. 处方的有效期　处方开具当日有效。特殊情况下需延长有效期的，由开具处方的医师注明有效期限，但有效期最长不得超过3日。

2. 普通处方的限量　处方一般不得超过7日用量；急诊处方一般不得超过3日用量；对某些慢性疾病、老年疾病或特殊情况，处方用量可适当延长，但医师应当注明理由。

3. 特殊药品用量的规定　医师应当按照国家卫生行政部门制定的《麻醉药品临床应用指导原则》《精神药品临床应用指导原则》，开具麻醉药品、第一类精神药品处方，详见第二章。

（四）电子处方管理

医师利用计算机开具、传递普通处方时，应当同时打印出纸质处方，其格式与手写处方一致；打印的纸质处方经签名或者加盖签章后有效。

药师核发药品时，应当核对打印的纸质处方，无误后发放药品，并将打印的纸质处方与计算机传递处方同时收存备查。

（五）监督管理

医疗机构应当建立处方点评制度，填写处方评价表，对处方书写的规范性及药物临床使用的适宜性（用药适应证、药物选择、给药途径、用法用量、药物相互作用、配伍禁忌等）进行评价；对处方实施动态监测及超常预警、登记并通报不合理处方，对不合理用药及时予以干预。医疗机构应当对出现超常处方三次以上且无正当理由的医师提出警告，限制其处方权；限制处方权后，仍连续两次以上出现超常处方且无正当理由的，取消其处方权。

> ❓ **课堂问答**
>
> 1. 处方包括哪些内容？处方书写过程中有哪些注意事项？
> 2. 处方中每日三次、每日两次、临睡前服用、饭后服用的缩写分别是什么？

第二节　处方调剂的基本知识

🔁 **情境导入**

情境描述：

　　某医师给一个上呼吸道感染的患儿开具处方药利巴韦林片，小明调配时拿成了复方氯唑沙宗片。核对药师小张核对出来了，让小明重新调配，但由于有人把利巴韦林片和小儿氨酚伪麻分散片的摆放位置对调，小明拿了小儿氨酚伪麻分散片给小张核对。药师小张发现问题后，去药房核对标签，把摆放错误的药品更正，并将利巴韦林片发给患者。

学前导语：

　　药品调剂是医疗行为的延伸，药师必须按《处方管理办法》调剂药品。本节将带领大家学习处方调剂的基本知识，熟悉调剂工作的基本程序，了解调剂工作的管理制度和质量管理。

　　药品调剂工作是医院药剂科的常规业务工作之一。在医院药学工作中，调剂业务是药剂科直接为患者和临床服务的窗口，是药师与医师、护士联系和沟通的重要途径。调剂工作的质量反映了药剂科的形象，也侧面反映了医院医疗服务质量。

一、处方调剂的工作程序和要求

（一）处方调剂的工作程序

处方调剂是指收方、审查处方、调配处方、核对处方、发药的一系列过程。门诊药房处方调剂实行大窗口或柜台式发药，住院药房实行单剂量配发药品。按医疗区域不同，可分为门诊调剂室、急诊调剂室和住院调剂室三部分。按服务科室的不同，可分为儿科调剂室、传染科调剂室、内科调剂室、外科调剂室、病区调剂室等部门。按药品类别的不同，可分为中药调剂室、西药调剂室、新特药调剂室、特殊药调剂室等。

调剂工作程序：收方→审方→划价（收费）→配方→复核（核查）→发药→指导用药。

（二）处方调剂的要求

1. 药师在执业的医疗机构取得处方调剂资格。药师签名或者专用签章式样应当在本机构留样备查。

2. 药师应当按照操作规程调剂处方药品，认真审核处方，准确调配药品，正确书写药袋或粘贴标签，注明患者姓名和药品名称、用法、用量，审核包装；向患者交付药品时，按照药品说明书或者处方用法，进行用药交代与指导，包括每种药品的用法、用量、注意事项等。

3. 药师应当认真逐项检查处方前记、正文和后记书写是否清晰、完整，并确认处方的合法性。

4. 药师应当对处方用药适宜性进行审核，审核内容包括以下几个方面。

（1）规定必须做皮试的药品，处方医师是否注明过敏试验及结果的判定。

（2）处方用药与临床诊断的相符性。

（3）剂量、用法的正确性。

（4）选用剂型与给药途径的合理性。

（5）是否有重复给药现象。

（6）是否有潜在临床意义的药物相互作用和配伍禁忌。

（7）其他用药不适宜情况。

5. 药师经处方审核后，认为存在用药不适宜时，应当告知处方医师，请其确认或者重新开具处方。药师若发现严重不合理用药或者用药错误，应当拒绝调剂，及时告知处方医师，并应当记录，按照有关规定报告。

6. 药师调剂处方时必须做到"四查十对"。查处方，对科别、姓名、年龄；查药品，对药名、剂型、规格、数量；查配伍禁忌，对药品性状、用法用量；查用药合理性，对临床诊断。

7. 药师在完成处方调剂后，应当在处方上签名或者加盖专用签章。

8. 药师应当对麻醉药品和第一类精神药品处方，按年月日逐日编制顺序号。

9. 药师对于不规范处方或者不能判定其合法性的处方，不得调剂。

10. 医疗机构应当将本机构基本用药供应目录内同类药品相关信息告知患者。

11. 除麻醉药品、精神药品、医疗用毒性药品和儿科处方外，医疗机构不得限制门诊就诊人员持处方到药品零售企业购药。

二、调剂工作管理制度

（一）调剂室日常工作制度

1. **岗位责任制度**　调剂室的收方划价配药、核查发药为一线工作岗位；而药品分类补充药品、处方统计、登记处方保管则为二线工作岗位。调剂室应建立工作人员岗位责任制，内容要具体化、数据化，这样便于对岗位工作人员的考核审查。

调剂室工作人员除确保药品质量和发给患者药品准确无误外，还应明确调剂室工作环境的卫生责任，并经常接受对患者热情服务的教育。

2. **查对制度**　发药窗口必须对药品与处方内容认真查对无误后方可发出，确保调配的处方和发出的药品准确无误。

3. **错误处方的登记、纠正及缺药的处理制度**　一方面是对医师处方差错进行登记；另一方面是对药剂人员调配和发药的差错登记。如发现处方存在书写不清楚、用法或用量不当、有配伍的错误、缺药等，应及时与书写处方的医师联系，不得自行更改或代用。

4. **领、发药制度**　调剂室从药库领取药品，应有领药制度，控制领药的品种、数量和有效期；发到治疗科室、病房及其他部门的药品必须有发药制度。领、发药制度除保证医疗教学、科研的供应外，还具有药品账目管理的目的。

5. **药品管理制度**　药品管理分为三级管理。一级管理是麻醉药品和毒性药品原料药的管理；二级管理是精神药品、贵重药品和自费药品的管理；三级管理是普通药品的管理。

（二）调剂室特殊药品的管理

特殊药品是特殊管理的药品，包括麻醉药品、精神药品、医疗用毒性药品、放射性药品、药品类易制毒化学品。调剂室特殊药品的管理制度主要如下。

1. 处方的调配人、核对人应当仔细核对麻醉药品、第一类精神药品处方，在处方上写明所发药品的批号，处方必须双签名并进行登记。对不符合规定的麻醉药品、第一类精神药品处方，处方的调配人、核对人应当拒绝发药。

2. 调剂室应做到麻醉药品、第一类精神药品每天核对，按日做消耗统计，专账管理，并有交接班记录；发现问题，及时向上级部门报告。处方单独存放，按月汇总。麻醉药品和第一类精神药品处方保存3年，第二类精神药品处方保存2年。

3. 调剂室调配麻醉药品和精神药品时，应对麻醉药品和精神药品的品种、规格、消耗量进行专册登记。登记内容包括发药日期、患者姓名、用药数量。专册保存期限为3年。

4. 调剂室应当设立专库或者专柜储存麻醉药品和第一类精神药品。专库应当设有防盗设施并安装报警装置；专柜应当使用保险柜。专库和专柜应当实行双人、双锁管理。

5. 对凭专用门诊病历使用麻醉药品的，应按专用门诊病历要求填写发药记录。收回的空安瓿，应核对批号和数量，并做记录；定期监督销毁，并做记录。

6. 医院销毁麻醉药品、第一类精神药品应当在市卫生行政管理部门的监督下进行，并对销毁情况进行登记。

🔗 **知识链接**

WHO 药品大类分类方法

序号	分类	序号	分类
1	消化道和肝胆系统用药	8	抗肿瘤药及免疫调节剂
2	血液和造血器官用药	9	肌肉－骨骼系统用药
3	心血管系统用药	10	神经系统用药
4	皮肤科用药	11	抗寄生虫剂、杀昆虫剂及昆虫驱避剂
5	泌尿生殖系统和性激素	12	呼吸系统用药
6	全身用激素（性激素除外）药	13	感觉器官用药
7	全身用抗感染药	14	其他类药物

（三）有效期药品管理

药品有效期是指在一定贮藏条件下，能够保证药品质量合格的期限。药品管理法规定，超过有效期的药品作为劣药论处。

1. 调剂室对效期药品应按批号摆放，调配药品时做到"先产先出、近期先出"。

2. 调剂室应设有"近效期药品一览表"，并实行专人定期检查，将近期失效的药品按失效期的先后顺序分别列于表中。

3. 调剂室发现药品近失效期并用量较少，应及时上报，以便能在各调剂室之间调配。

4. 调剂室因配方需要将药品拆零调配的应保留外包装并注明有效期。

5. 超过有效期的药品，要及时按有关规定报废处理，不得用于调配发药。

> ⑦ 课堂问答 ————————————————————————
>
> 请说出下列三个药品可具体使用到哪天。
>
> 药品 A 的有效期标注"有效期至 2020 年 8 月 15 日"。
>
> 药品 B 的有效期标注"有效期至 2020 年 8 月"。
>
> 药品 C 的药品生产日期"2020 年 7 月 26 日，有效期 2 年"。

三、调剂工作质量管理

（一）调剂人员素质要求

《中华人民共和国药品管理法》规定：医疗机构必须配备依法经过资格认定的药学技术人员。非药学专业技术人员不得直接从事药剂技术工作。

2007 年卫生部发布的《处方管理办法》规定：

1. 取得药学专业技术职务任职资格的人员方可从事处方调剂工作。处方是药师为患者调配和发放药品的依据。

2. 具有药师以上专业技术职务任职资格的人员负责处方审核、评估、核对、发药以及安全用药指导；药士从事处方调配工作。

3. 药师应当凭医师处方调剂处方药品，非经医师处方不得调剂。

（二）调剂室的布局要求

药品调剂室应设有调配发药室、贮藏室和分装室等，并配备调剂台、发药柜台、药橱、药架、保险柜、冰箱、冰柜等设施设备。

1. 调剂室内各项设施应完善　依据药品储存与保管需要，药品贮藏室需通风、干燥、阴凉，调配发药室应宽敞明亮，室温应保持在 18~26℃，相对湿度在 45%~65%，粉尘控制在 5~10mg/m³ 的范围内。药品分装室应有空气净化装置。保险柜可供放置麻醉药品、精神药品或散装贵重药品等，调配发药室应配有调剂台、发药柜台、药架、回转台等，此外根据需要配备一些常用的调配工具，如药匙、研钵、托盘天平、电子天平、量杯、玻璃棒等。

2. 调剂室内整体布局应合理　根据医院规模、门诊患者数量和药品品种多少确定调剂室的面积和环境。既要有足够的场地摆放药品，又要有足够的通道便于操作和运送药品。调剂室的整体布局应以移动距离最短和符合操作流程顺序为原则，方便取药以提高工作效率。

3. 调剂室内药品应分类明确　调剂室内药品总体以剂型为主分类，大致分为片剂、胶囊剂、小针剂、大输液、口服液体药剂、酊剂、膏剂、其他外用药品等。个别按特殊用途分类，如急救药品、麻醉药品、精神药品、贵重药品、生物制品及其他低温保存药品等。

4. 调剂室内药品应有序摆放　调剂室内药品应按近期在前、远期在后、常用药在前、非常用在后的原则摆放，并采用醒目标签。对常用药预先做好药品分装工作，提高发药速度。

第三节　门（急）诊药房调剂

⏩ 情境导入

情境描述：

近年来，随着我国人民的自我保护意识的增强，对医疗卫生服务的要求不断提高，由门诊处方调剂差错等原因引起的医疗纠纷的数量呈上升趋势。某天药师小明在调剂一张处方时，将"兰美抒乳膏"（特比萘芬乳膏）误发成"兰美抒片"（特比萘芬片），经患者咨询用法时，小明才发现错误，避免了用药事故的发生。

学前导语：

门（急）诊药房调剂工作是药物从药学工作人员转运到患者手中的终端服务过程，也是执行医师指示的服务过程。调剂差错的类型及原因有多种，一旦出现调剂错误将会造成严重后果。本节将带领大家学习门（急）诊药房调剂，熟悉门（急）诊药房调剂工作流程，了解门（急）诊药房调剂工作特点，保证调剂质量。

医院一般开设门诊西药调剂室、门诊中药调剂室、急诊调剂室等，主要负责本院门（急）诊处方的调配发放工作，为门（急）诊医师和患者提供药物咨询服务，监督和指导医师的合理应用与患者的正确用药，配合临床危重和中毒患者的急救，做好药品分装和保管工作，确保药品质量。

一、门（急）诊药房调剂的特点

1. 随机性　门（急）诊调剂室直接服务于院外患者，与住院调剂室不同，工作随到院患者数量和疾病种类的变化而变化。

2. 规律性　每个地区每个季节患者发病率有一定的规律；医院的规模、地理位置、患者的固定流量等因素，也呈现一定的规律性。

3. 终端性　门（急）诊调剂是门诊患者接受医院诊疗服务的最后一个环节，具有终端的性质。

4. 社会性　直接面对患者，是医院为患者提供服务的重要窗口。

5. 紧急性　急诊调剂室面对的是急诊患者，急诊患者的特点是病情广泛、病情突发且危重、治疗不及时就会危及生命，这就要求急诊科室医师及时诊治后，应以最短时间取到药品，所以急诊药房调剂具有紧急性。

二、门（急）诊药房调剂的工作流程

门（急）诊处方调配是医院药剂科最基础的工作，药学技术人员应当按照操作规程调剂处方药品（图3-2）。

（一）药品请领与摆放

1. 药品请领　调剂室供应的所有药品均应定时从药库领取。请领是调剂室一个定期的计划性的工作，该工作不同于库房计划采购，具有定时性、定向性、稳定性的特点。其目的是及时补充调剂室的药品二级贮备，保证配方用药。调剂室应设专人定时对药品柜、橱、架内现存药品进行检查，并根据药品的消耗情况，登记所需补充和增加药品的品种和数量，填写药品请领单（表3-3），完成药品请领。

（1）领药单应一式三份：一份交药库发药用，一份交财务，一份作为领药存根。

（2）根据电脑单的药品名称、规格、数量、批号，领药人要仔细核对药库发出的药品，领药人核对清楚后签名。

（3）特殊管理药品应单独编号列单领取，各环节按特殊药品管理有关法规要求。

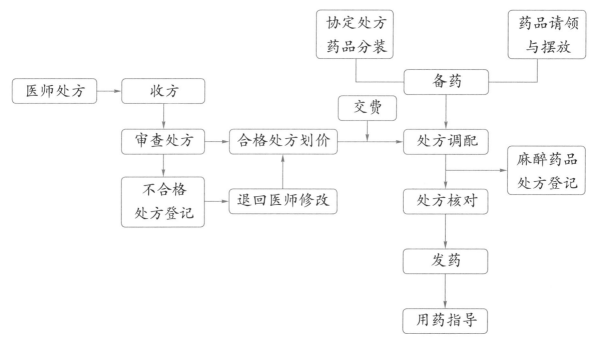

图3-2 门（急）诊药房处方调剂的基本流程

表 3-3 药品请领单

请领科室： 单 号：

请领时间： 发药部门：

药品名称	规格	单位	请领数量	单价	金额	产地

请领人： 取药人： 验收人：

（4）执行领药验收制度，药品领取验收完毕，药库发药人员、药房领药人员及验收人员均应在药品请领单上所规定的位置签名。将验收无误的药品码放在药架上。临时缺货或其他原因的紧急药品请领、验收工作可以随时进行，但必须履行正常手续。

调剂室领用药品注意的问题：

（1）领药人员对领取的药品，应按领用单所列品种、数量逐一进行核对，经核对、清点无误后，再分类上架、陈列或存放备用。

（2）特殊管理药品应单独编号列单按特殊管理药品有关规定领取。

（3）严格执行领药复核制度。

绝大多数的门诊药房都会在空间的后半部按照药品的一般分类原则陈列药品，而在前半部则按照经验把常用药品摆放在四周，便于药师快速取到所需药品，这涉及药品如何排列的问题。

2. 药品摆放

（1）药品摆放原则：①根据药品性质不同，应按药品说明书规定的干燥、避光、常温、冷藏等要求将药品放置在相应区域保存；②根据《中华人民共和国药品管理法》要求，分别对麻醉药品、精神药品、毒性药品等分别专柜加锁保存，麻醉药品需按"五专"原则管理；③按药品管理法要求，内服外用药应分开摆放，摆放外用药品处，要有醒目的外用药标识（红底白字），以提醒调配时注意；④从药品价格出发，对贵重药品单独保存；⑤对一些误用可引起严重反应的高警示药品，如氯化钾注射液、高浓度氯化钠注射液等宜单独放置；⑥对于名称相近、包装外形相似的药品，规格不同的同种药品等常引起混淆的药品应分开摆放并要有明显标记。

（2）药品摆放方式：①按使用频率摆放。将使用频率高的药品摆放在最容易拿取的位置，减轻调剂人员劳动强度，提高工作效率。②按药品的剂型分类摆放。在综合医院，片剂、注射剂、胶囊剂是品种及数量最多的剂型，应具备足够空间摆放，并且要设置在容易拿取的位置。③按药理作用分类摆放。具体类别可参照《陈新谦新编药物学》（第18版）目录编排方法，如心血管用药、抗感染药、呼吸系统用药、消化系统用药等情况排列。

（3）药品摆放注意事项：①定位和定量摆放药品。摆放定位的每一种药品都应有固定位置，并符合药品分类的要求，且贴上醒目标签，不得随意更改或移位，定位摆放的药品都应规定相对的数量。②摆放药品应定时补充。陈列于调剂室定位处的药品，由于调配用药，使品种、数量减少时，应在规定时间内补充至原规定数量。

补充药品应注意以下问题：①药品规格的一致性。许多药品同一品种剂型而有几种规格，这些药品很易混淆而导致差错事故发生，应特别注意。②药品外观一致性。有些药品虽然品种、剂型相同，但由于生产厂家或生产批号的不同出现外观性状差异，这类药品在补充时应将其分开，以便发药时分别发放，免除患者的疑问和误解。③尽量保护药品基本包装的完整性。使药品的最小包装单位保持完好地摆放在规定的位置上。

▶ 边学边练

练习药品分类与摆放的方法，请见"实训三 门诊药房药品分类与摆放模拟实训"。

（二）门（急）诊处方调剂与发药

1. 收方 收方即接受处方，现在大多数医疗单位都采用了电子处方，临床医师开具电子处方后，通过局域网传到药师的电脑终端。

2. 审方

（1）处方的形式审核

1）审核资质：药学专业技术人员须凭医师处方调剂处方药品，非经医师处方不得调剂。取得药学专业技术资格者方可从事处方调剂工作。

2）审核内容形式：药学专业技术人员应当认真逐项检查处方前记、正文和后记书写是否清晰、完整，并确认处方的合法性。其中包括处方类型（麻醉药品处方、精神药品处方、医疗用毒性药品处方、急诊处方、儿科处方、普通处方）、处方开具时间、处方的报销方式（公费医疗专用、医疗保险专用、部分自费、自费等）、有效性、医师签字的规范性等。

（2）用药适宜性审核：药师应当对处方用药适宜性进行审核，审核内容包括以下几个方面。

1）对皮试药品的审查：①审查规定必须做皮试的药品，处方医师是否注明过敏试验及皮试的结果；有些药品，抗菌药物如β-内酰胺类的青霉素，局麻药如普鲁卡因，生物制品如血清、类毒素等药品在给药后极易引起过敏反应，甚至出现过敏性休克；为安全起见，需根据情况在注射给药前进行皮肤试验（简称皮试），皮试后观察15~20分钟，以确定阳性或阴性反应。②审查方法：对所有抗毒素、血清、β-内酰胺类抗生素（包括青霉素类、头孢菌素类、含β-内酰胺酶抑制剂的复方制剂）均应按说明书要求做皮肤试验；除上述药品外，药师应根据各单位具体要求对皮试做具体规定。

❓ 课堂问答 ————————————————

请判断下列药品是否需做皮试。

1. 细胞色素C注射液注射剂。

2. 阿莫西林片剂、胶囊。

3. 破伤风抗毒素注射剂。

4. 青霉素V钾片剂。

5. 利多卡因注射剂。

2）处方用药与临床诊断的相符性：处方用药需与临床诊断密切相符，医师开具处方是在诊断栏中明确记录对患者的诊断，药师应审查处方用药和临床诊断的相符

性，加强合理用药监控。处方用药与临床诊断不相符的典型情况有以下几种。①非适应证用药：例如流感的病原体主要是流感病毒A、B、C型及变异型等（也称甲、乙、丙型及变异型），并非细菌；咳嗽的病因，可能寒冷刺激、花粉过敏、空气污染和气道阻塞，也属非细菌感染，但在临床上常被给予抗菌药物。②超适应证用药：用药超药品说明书的适应范围，如口服盐酸小檗碱（黄连素）用于降低血糖；罗非昔布用于预防结肠、直肠癌；二甲双胍用于非糖尿病患者的减肥等；如必须超适应证用药，一定要患者知情同意。③撒网式用药：主要表现在两个方面。其一，轻度感染就立即使用抗菌谱广或最新的抗菌药物；其二，无依据的选用，或不做抗菌药物敏感试验便应用广谱抗菌药物，单凭经验用药，或者2~3种抗菌药物一起用，又或超剂量、超抗菌范围应用。④盲目联合用药：联合应用药物而无明确的指征，表现在病因未明；单一抗菌药物已能控制的感染；大处方，盲目而无效果应用肿瘤辅助治疗药；一药多名；联合应用毒性较大的药物，药量未经酌减，增加了不良反应的发生概率。⑤过度治疗用药：表现在滥用抗菌药物、糖皮质激素、白蛋白、二磷酸果糖及肿瘤辅助药等；无治疗指征盲目补钙，过多的钙剂可引起胃肠道的不适、便秘、泌尿道结石等反应。⑥有禁忌证用药：表现为忽略药品说明书的提示；忽略病情和患者的基础疾病；如抗胆碱药物和抗过敏药物用于伴有青光眼、良性前列腺增生症患者，导致尿失禁；治疗感冒的减轻鼻充血的盐酸伪麻黄碱用于伴有严重高血压患者，易导致高血压危象。

⊙ 案例分析

案例：

姓名：刘某；性别：男；年龄：52岁；临床诊断：脑梗；科别：中医科。

Rp：银杏叶片　　9.6mg×24片×1盒

　　　　Sig：　　28.8mg　p.o.　b.i.d.

　　罗红霉素片　150mg×12片×1盒

　　　　Sig：　　150mg　p.o.　t.i.d.

分析：

该处方为超适应证用药，无抗菌药物使用指征。

3）剂量用法的正确性：①剂量即指药物治疗疾病的用量，剂量以国际单位制（SI）表示，但部分抗菌药物、性激素、维生素、凝血酶及抗毒素，由于效价不恒定，只能靠生物检定与标准品比较的方法来测定，因此采用特定的"IU"（国际单位）或"U"（单位）表示剂量，如青霉素钠。药师在审查处方时应注意核对剂量和剂量单位，成人用药应依据病情和药品说明书或《中华人民共和国药典临床用药须知》等常用量使用，特殊情况下超剂量使用应请处方医师重新签名后方可调配。老年人和儿童的组织器官及其功能与成人不同，使用药品的剂量要进行适当调整，其用药剂量按标准计算。肝肾功能不全的患者，也应根据其损害程度酌情减少剂量。药品用法审查包括给药途径、给药次数、给药时间的审查。②给药时间应根据具体药物而定，选择最适宜的服药时间。例如降脂药洛伐他汀、辛伐他汀，提倡睡前服，有助于提高疗效；一般利尿剂宜清晨服用；多数平喘药宜于临睡前服用，而氨茶碱则以清晨7点应用效果最好。③药品规格的审查：同一种药品可能会有几种规格，如阿司匹林有25mg、40mg、100mg、300mg四种规格的肠溶片，前三种用于防治血栓形成，后者用于解热镇痛抗炎。因此要审查医师处方书写的药品规格和药房现有的药品规格是否一致，是否和临床诊断相符。如出现不一致的情况，应及时纠正，以免造成剂量计算和使用差错。④药品数量的审查：主要审查药品数量是否超过处方限量要求。

案例分析

案例1：

姓名：李某；性别：男；年龄：20岁；临床诊断：急性上呼吸道感染；科别：发热门诊。

Rp：0.9%氯化钠注射液　　250ml×2瓶

　　　Sig：　　　　　　250ml　i.v.gtt.　q.d.

　　呋西地酸钠注射液　　0.5g×2支

　　　Sig：　　　0.5g加入250ml氯化钠注射液中　i.v.gtt.　q.d.

分析1：

用药不足。呋西地酸钠注射液的说明书规定成人每日三次，每次用量是0.5g i.v.gtt. q.d.。

案例2：

姓名：张某；性别：女；年龄：43岁；临床诊断：急性类风湿关节炎；科别：发热门诊。

Rp：甲氨蝶呤　2.5mg×120片

　　　Sig：　15mg　p.o.　q.d.

分析2：

超剂量用药。甲氨蝶呤作为免疫抑制剂用于治疗类风湿关节炎，说明书中的常用量为一次5~10mg，每周1~2次。本药的副作用较大，尤其在长期应用较大剂量后，有潜在的导致肿瘤发生的危险，该处方用法用量超出说明书的范围。超剂量用药会加大不良反应的发生，存在用药安全隐患。

4）选用剂型与给药途径的合理性：①药品剂型的审查，在上市的药品中，大多数药品有多种剂型；同一种药物剂型不同，可能药物含量不同，用法不同，价格不同，对药品的吸收和疗效也可能不同。②药物剂型是药物的应用形式，正确的给药途径是保证药品发挥治疗作用的关键；药师一定要熟悉各种剂型的给药途径，根据临床诊断和药物性质作出正确选择；如尿素，静脉滴注可降低颅脑内压，外用可软化指（趾）甲甲板，抑制真菌生长，用于甲癣的治疗。

5）是否有重复用药现象：重复用药是指一种化学单体的药物，同时或序贯使用，导致作用和剂量重复，发生药品不良反应和用药过量。主要是中药、化学药联合应用和复方制剂的出现，合并使用两种或多种药物的现象很多，但若两者配合不当，亦可引起不良反应，如消渴丸中含有格列本脲，若与降糖药同用，可能导致低血糖的发生。许多感冒药中成药中含有阿司匹林、对乙酰氨基酚、氯苯那敏等化学成分。所以在联合用药时，一定要先搞清成分，避免化学药的累加应用，以防出现不良反应以及严重的器官和功能损害。

6）是否有潜在临床意义的药物相互作用和配伍禁忌：应根据药物的化学结构、性状、作用机制及药物使用的注意事项分析配伍使用的药物之间是否存在配伍禁忌，凡审查出有配伍禁忌的处方，应按有关规定处理。

7）其他用药不适宜情况。

◎ 案例分析

案例：
姓名：李某；性别：女；年龄：18岁；临床诊断：支气管哮喘合并感染；科别：内科。

Rp：氨茶碱片　　25mg×60片×1瓶
　　　Sig：　　　25mg　p.o.　t.i.d.
　　罗红霉素片　150mg×12片×1盒
　　　Sig：　　　150mg　p.o.　t.i.d.

分析：
合并用药不适当。罗红霉素说明书中注明"本品与氨茶碱合用，可提高后者血清水平，导致氨茶碱中毒"。应拒绝调配。

（3）审方的处理：①处方经药师审核后，认为存在用药不适宜时，应当告知处方医师请其确认或者重新开具处方；②药师发现严重不合理用药或者用药错误，应当拒绝调剂，及时告知处方医师，并应当记录，按照有关规定报告；③如药品短缺，与医师联系，建议更换其他代用药品。

3. 合格处方划价　按处方所列药品的剂量、用法、天数计算处方价格。

4. 调配　《处方管理办法》规定药师调剂处方时必须做到"四查十对"。仔细阅读处方按照药品的顺序逐一调配。

（1）处方调配注意事项

1）对贵重药品、麻醉药品等分别登记账卡。

2）调配药品时应检查药品的批准文号，并注意药品的有效期，以确保使用安全。

3）药品调配齐全后，与处方逐一核对药品名称、剂型、规格、数量和用法，准确、规范地书写标签。

4）对需特殊保存条件的药品应加贴醒目标签，以提示患者注意，如2~10℃处保存。

5）尽量在每种药品上分别贴上用法、用量、储存条件等标签，并正确书写药袋或粘贴标签。特别注意标识以下几点：①药品通用名或商品名、剂型、剂量和数量；②用法用量；③患者姓名；④调剂日期；⑤处方号或其他识别号；⑥药品贮存方法和有效期；⑦服用注意事项（如餐前服用、餐后服用、冷处保存、驾车司机不宜服用、需振荡混合后服用等）；⑧调剂药房的名称、地址和电话。

6）调配好一张处方的所有药品后再调配下一张处方，以免发生差错。

7）核对后签名或盖章。

（2）药品分装：应有符合洁净度要求的药品分装室和设备，分装时做好记录和核对工作，保证分装和原包装一致，分装袋上应有完整的信息，包括药品名称、规格、数量、分装日期、有效期等。尽量临时分装，以3~7天的消耗量为宜。

（3）特殊药品的调配：应按相应法规进行调配。①调剂麻醉药品、第一类精神药品时，门诊、急诊、住院等药房可以设置特殊药品调配基数，但调配基数不得超过本机构规定的数量；②门诊药房应当固定发药窗口，有明显标识并有专人负责药品调配；③药师应当对麻醉药品和第一类精神药品处方，按"年、月、日"逐日编制顺序号；④患者使用麻醉药品、第一类精神药品注射剂或贴剂的，再次调配时，应将患者原批号空安瓿或者用过的废贴交回并记录；⑤收回的麻醉药品、第一类精神药品注射剂空安瓿、废贴由专人负责计数、监督销毁并记录。

（4）注射通知单的书写：应将患者姓名、药品名称、规格、剂量、每日注射次数、注射方法等项目书写在注射通知单上，注射前必须做皮肤试验的药物，必须在"注射通知单"上注明是否需要皮试。

（5）药师对于不规范处方或者不能判定其合法性的处方，不得调剂。

5. 核对处方　调配完成后由另一名药师核对，核对时应全面审查处方内容，逐个核对处方与调配的药品、规格、剂量、数量、用法、用量是否一致，逐个检查每个药品的外观质量是否合格，核对无误后签名或盖章。

6. 发药和用药指导　发药是处方调剂工作的最后环节，要避免患者出现用药差错，必须把好这一关。发药注意事项如下。

（1）核对患者姓名。

（2）逐一核对药品与处方的相符性。

（3）发现处方调配有错误时，应将处方和药品退回调配处方者，并及时更正。

（4）向患者交付处方药品时，应当对患者进行用药指导，发药时向患者交代药品的服用方法和特殊注意事项，同一种药品有2盒以上时，需要特别交代。如外用药剂应说明用药部位及方法，强调不可内服，混悬剂及乳剂告知"用前摇匀"，服用后可引起小便颜色改变的药品（如利福平可使尿液变成橘红至红色）、使用后可导致大便变色的药物（如抗凝药华法林、双香豆素）以及服药期间应多饮水的药品都应向患者作详细说明。另外，饮食与吸烟对药品疗效的影响等也应向患者交代清楚。

（5）发药时应注意尊重患者隐私。

（6）如患者有咨询问题，应尽量解答，对较复杂的问题可建议其到药物咨询窗口。药师在完成处方调剂后，应当在处方上签名或者加盖专用签章。

▶ 边学边练 ────────────────

进行处方调剂，指导患者正确用药，请见"实训四　门诊药房处方调剂模拟实训"。

第四节　住院药房调剂

住院药房又名住院调剂室、中心药房等，主要承担病区药品的供应与管理，是医院药学部（科）的重要组成部分。《处方管理办法》规定：处方包括医疗机构病区用药医嘱单。医嘱是医师在医疗活动中下达的医学指令，包括长期医嘱和临时医嘱。长期医嘱单内容包括患者姓名、科别、住院病历号（或病案号）、页码、起始日期和时间、长期医嘱内容、停止日期和时间、医师签名、执行时间、执行护士签名。临时医嘱单内容包括医嘱时间、临时医嘱内容、医师签名、执行时间、医嘱审核护士签名、执行护士签名等。

住院药房调剂的主要工作程序见图3-3。

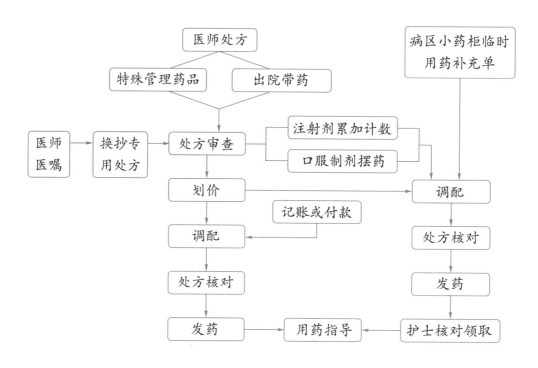

图3-3　住院药房调剂的工作程序

住院药房调剂工作是把住院患者所需药品定期发至病区，供药的方式主要有中心摆药、病区小药柜、凭处方领药三种。

一、中心摆药

中心摆药是指住院患者每天的用药由护士从长期医嘱上汇总到病区总的药疗单上，药疗单按病区分开。住院药房的药剂人员按药疗单上所列药品逐个病区、病床将药品调配，再由护士核对，领回病房使用。

1. 适用品种　中心摆药室一律凭药疗单摆药，药疗单的药品范围：常用口服固体药、小针剂、大输液等。住院药房24小时值班，中心摆药室不设值班，但周末、节假日照常摆药。

2. 执行程序　医疗机构病区医师下达用药医嘱单，属于住院药房发的药品由医师开写处方，护士站计算机每天录入用药医嘱单，医嘱单包括患者姓名、性别、年龄、科别、床位号、病历号、药品、规格、剂量、用药次数等信息，核对无误后传递信息（电脑确认）。中心摆药室与各科计算机联网，中心摆药室电脑系统可显示该病区的医嘱单，经药师审核处方检查诊断缺项、配伍禁忌和药物相互作用后，打印用药清单（药疗单）。

中心摆药室摆药量为一天用量，一般口服固体药按患者个人实行单剂量摆药（即中心摆药室药学技术人员将患者一天服药量分次摆入服药杯中），注射剂按科室统计的总数摆药，静脉输液由静脉用药调配中心完成。摆药完成后，药师核对无误后由病区护士领回，临床科室和中心摆药室各留一份打印的药疗单备查。一般摆药由药学技术人员或护士摆药完成，药师核对。贵重药品、特殊药品每天有专人负责清点、发放，每天盘点；普通药品每月清点、盘账一次。

3. 中心摆药的意义　中心摆药体现了《中华人民共和国药品管理法》关于"医疗机构必须配备依法经过资格认定的药学技术人员。非药学技术人员不得直接从事药剂技术工作"的规定，加强对医院药品的管理，使药品合理调配；摆药须经多次核对，可避免差错事故发生，可提高患者用药的依从性；但摆药工作量大，摆好的药品容易被污染。

> **知识链接**
>
> 单剂量配方制
>
> 单剂量配方制（unit dose dispensing system，UDDS）又称单元调剂或单剂量配发药品。所谓UDDS，就是调剂人员把患者所需服用的各种药品固体制剂（如片剂、胶囊剂等），按一次剂量借助分包机将铝箔或塑料袋加热密封后单独包装。上面标有药名、剂量、剂型、适应证、用量、注意事项等，便于药师、护士及患者进行核对，避免了过去发给患者散片无法识别、无法核对的现象，方便患者服用，防止服错药或重复服药。重新包装也提高了制剂的稳定性，减少浪费，保证药品使用的正确性、安全性和经济性。

二、病区小药柜

病区小药柜是指按病区的特点及床位数设在病区，用于患者的小药柜。病区小药柜内常储备一定数量的常用药品及足量急救药品，护士在执行临时或急诊医嘱时，可发药给患者使用。病区小药柜应指定专人管理，负责领药和保管工作。当小药柜中药品消耗减少时，病区填写药品请领单向住院调剂室领取补充消耗的药品，由药师按请领单将药品配齐，经核对后由护士领回。

病区小药柜的优点是便于患者及时用药，可减轻医护人员工作量，也有利于药剂科有计划地安排发药时间，有利于提高工作效率与减少差错。缺点是药师不易及时纠正患者用药过程中出现的差错，由于没有药学人员对病区的药品进行规范管理，易造成药品变质、过期失效。所以应定期组织护理部及相关科室的知识培训，使护士掌握相关药品知识，对药品质量进行常态监控，病区应定期与药剂科进行联合检查。

三、凭处方领药

医师为住院患者开写处方，由患者或护士凭处方到住院调剂室取药，药剂人员按方发药。操作过程同门诊处方调剂，仅适用于患者出院带药和麻醉药品、精神药品、贵重药品的用药。这种调剂方式可直接了解患者用药，便于用药管理和用药指导，但药师和医师的工作量较大。

第五节　中药调剂

中药调剂是指按照医师处方专为某一患者配置的并注明其用法用量的中药药剂的调配操作，中药材经过加工炮制成饮片或制备成中成药，必须通过中药调剂室按中医处方调剂成药剂给患者使用。《医院中药房基本标准》（国中医药发〔2009〕4号）指出：医院中药房应当按照国家有关规定，提供中药饮片调剂、中成药调剂和中药饮片煎煮等服务。

一、中药调剂室的基本设施

中药调剂室一般包括调剂室、炮制室、煎药室、药库等。常见的设备和工具如下。

（一）饮片斗柜

饮片斗柜又称"百药斗"或"百眼橱"。主要用于装饮片，供调剂处方使用，其规格可视调剂室面积大小和业务量而定。一般斗架高约2m，宽约1.5m，厚约0.6m，装药斗60~70个，可排列成"横七竖八"或"横八竖八"，有的在斗架最下层设3个大斗。每药斗中又分为2~3格，底部大斗一般不分格，以装某些体积大而质地轻的药材。一个斗架约装药150~170种，一般中药房应置此类斗架3~5台。

（二）成药柜

成药柜的构造、尺寸的大小与药斗架基本相似，自中间一半的上方不设药斗，改为3~4个阶梯状台阶，用于贮备成药；下半截专设药斗。另一种成药柜，其内面用木板隔成三层，外设玻璃门，以防灰尘飞入。目前成药柜的结构材质样式不一，形状各异，但一般能容纳100~150种成药，便于调剂。

（三）饮片调剂台

饮片调剂台又称柜台，一般置于调剂室与候药室中间，以此与候药者隔开。在较大型中医院亦可设在调剂室中间。调剂台一般高约100cm，宽约60cm，其长度可按调剂室大小而定。在调剂台内面的上层，安装大抽屉，下层设有方格，摆放调剂用品及日常应用饮片。此外，还有一种双面调剂台，适用于较宽敞的调剂室。其结构特点是两侧面皆有药斗，调剂台的正中放小型药斗架，调剂人员可在两侧同时进行工作。

（四）常用调剂工具

调剂室内常用的工具有研钵、铜冲钵、铁碾船、药筛、药刷、药匙等。此外，为了便于对贵重药物的保管，还应备置冰箱、干燥箱等。

（五）常用计量工具

中药计量工具是指中药称重的衡器，中药调剂工作中最常用的是传统的戥秤（又称戥子），其次是分厘戥、盘秤、勾秤、台秤、天平、字盘秤及现代电子秤。

二、中药调剂的基本知识

（一）中药饮片的领取与摆放

1. 中药饮片的领取　调剂室储备一定量的药品，主要供调配门诊和住院医师处方使用。中药调配以饮片为主，一般常用量以贮存一日量为宜，不常用品种，装一斗够多日调配，但有时根据门诊量的情况需随时补充。

中药饮片的领取包括三个环节：①查斗是检查药斗每日销售量，每斗中储量减少程度。②装斗是通过检查后所得的记录结果，补充药品；装斗时对饮片品种要鉴别准确无误，一定要核对签名，切不可粗心大意；装斗不可过满，不可压。装斗要求为常用药材八分斗，即80%的量；冷背药材装半斗，即50%；种子药粒六分斗，即60%；毒性药材、贵重药材应设专斗，必要时密封以防走味（挥发）或串味（吸附）。③装斗与调配和保管之间要密切配合，保证调剂用药的供应。

2. 中药饮片的摆放　为了将品质各异、种类繁多的中药饮片合理有序地存放，中药行业通过多年的实践总结出一套存放中药饮片的科学规律，即"斗谱"。编排斗谱的目的是便于调剂操作、减轻劳动强度、避免差错事故、提高调剂质量，确保患者用药安全。

（1）常用饮片应放在斗架的中上层，便于调剂时称取：如当归、白芍与川芎；黄芪、党参与甘草；麦冬、天冬与北沙参；肉苁蓉、巴戟天与补骨脂；金银花、连翘与板蓝根；防风、荆芥与白芷；柴胡、葛根与升麻；黄芩、黄连与黄柏；砂仁、豆蔻与木香；厚朴、香附与延胡索；焦麦芽、焦山楂与焦神曲；酸枣仁、远志与柏子仁；苦杏仁、桔梗与桑白皮；天麻、钩藤与白蒺藜；陈皮、枳壳与枳实；附子、干姜与肉桂；山药、泽泻与牡丹皮等。

（2）质地较轻且用量较少的饮片应放在斗架的高层：如月季花、白梅花与佛手花；玫瑰花与厚朴花；络石藤、青风藤与海风藤；地风皮、千年健与五加皮；密蒙花、谷精草与木贼草等。

（3）质重饮片和易于造成污染的饮片应放在斗架的底层：质重饮片包括矿石类、化石类和贝壳类，如磁石、赭石与紫石英；龙骨、龙齿与牡蛎；石决明、珍珠母与瓦楞子；石膏、寒水石与海蛤壳等。造成污染的饮片主要指炭药类，如藕节炭、茅根炭与地榆炭；大黄炭、黄芩炭与黄柏炭；艾炭、棕榈炭与蒲黄炭等。

（4）质地松泡且用量大的饮片应放在斗架最下层的大药斗内：如灯心草与通草；芦根与茅根；茵陈与金钱草；竹茹与丝瓜络；薄荷与桑叶；荷叶与苏梗等。

课堂问答

请指出下列中药饮片摆放的错误在哪及其原因。

1. 甘草与甘遂放于一斗。

2. 甘草与芫花放于上下药斗中。

3. 甘草与阿魏放于一斗。

（5）特殊中药的存放：为了避免差错事故，有些形状类似饮片和相反、相畏饮片不能放在一起或不宜放入斗内，防止因疏忽造成意外事故。①形状类似的饮片，如山药片与天花粉片、炙甘草片与炙黄芪片、天南星片与白附子片、血余炭与干漆炭、韭菜子与葱子等不宜放在一起。②配伍相反的饮片，如乌头类（附子、川乌及草乌）与半夏的各炮制品、瓜蒌（瓜蒌皮、瓜蒌子、瓜蒌仁霜及天花粉）；甘草与京大戟、甘遂、芫花；藜芦与人参、党参、西洋参、丹参、南沙参、北沙参、玄参、苦参、白芍、赤芍、细辛均不宜放在一起。③配伍相畏的饮片，如丁香（包括母丁香）与郁金（黄郁金、黑郁金）；芒硝（包括玄明粉）与荆三棱；各种人参与五灵脂；肉（官桂）与石脂（赤石脂和白石脂）均不宜放在一起。④为防止灰尘污染，有些中药不宜放在一般的药斗内，如熟地黄、龙眼肉、青黛、生蒲黄、玄明粉、松花粉、乳香面、没药面、血竭面、儿茶面等，为保持清洁卫生，应存放在加盖的瓷罐中。⑤细料药品不能存放在一般的药斗内，应设专柜存放，专人管理，每日清点。⑥毒性中药和麻醉中药不能放一般药斗内，必须专柜专账由专人管理，严防意外恶性事故的发生，如川乌、草乌、斑蝥等毒性中药和麻醉中药罂粟壳。

（二）毒性中药与麻醉中药（见第二章）

（三）贵重中药调剂与管理

贵重药品一般是指某些疗效显著，来源特殊或生产年限长、产量稀少、价格昂贵和市场紧缺的药物。国家有关部门确定麝香等34种中药材为贵重中药材。

1. 列入贵重药品品名范围内的药品均应分品种、规格登记到专用账册，凭处方消耗，定期存清点，发现短缺及时查找原因。确定相应的短缺作出赔偿等规定。

2. 以克为单位的贵重药品（多指中药材及饮片），应实行专人、专柜加锁、专用账册的"三专"管理。所谓"专人"可根据调剂室工作人员数确定，一般为总人数的40%~60%。领取时，由专管人填写请领单自行领取规定的或适当的量，必要时应检查包装标示量与实际装量有无差异，领回即按品种与规格，单价上专用账册。

3. 以瓶（盒）为单位的贵重药品（多指中成药）也应实行"三专"管理，但为了工作方便，在专管人不当班时，先由当班负责人清点，并填写有双人签字的交接单，定品名、定位、定量取出存放于非加锁橱柜架上。专管人上班后，再行清点处方与实物，无误后填写交接单，双方签名。每次取出的品种和规格不宜过多，以常用为主、次常用为辅，每个品种和规格一般为两日常用量。领取、上账同上。

4. 贵重药品的使用必须坚持优先供急、重症、优先饮片配方使用的原则。

5. 贵重药品处方不得涂改。特殊情况更改者，原处方医师应在更改处签字方能调配。

6. 贵重药品计价必须在其品名右上角标明其等级规格，以便于调配。

7. 贵重药品处方由专管人分品名、规格存放，定期盘点后，装订成册，做好封面，该封面除处方张数、总金额外，还应有品种、规格、数量和金额。

（四）处方禁忌

1. **配伍禁忌** 指某些药物合用会产生剧烈的毒副作用或降低和破坏药效，包括"十八反"和"十九畏"。

"十八反"即"半蒌贝蔹及攻乌，藻戟遂芫俱战草，诸参辛芍叛藜芦"。是指半夏、瓜蒌、贝母、白蔹、白及反乌头，海藻、大戟、甘遂、芫花反甘草，人参、党参、沙参、丹参、玄参、苦参、细辛、白芍、赤芍反藜芦。

"十九畏"是指硫黄畏芒硝、水银畏砒霜、狼毒畏密陀僧、巴豆畏牵牛、丁香畏郁金、牙硝畏三棱、川乌及草乌畏犀角、人参畏五灵脂、官桂畏石脂。

2. 妊娠用药禁忌 某些药物具有损害胎元以致堕胎的副作用，所以应该作为妊娠禁忌的药物。根据药物对于胎元损害程度的不同，一般可分为禁用与慎用二类。禁用的大多是毒性较强或药性猛烈的药物，如巴豆、牵牛、大戟、斑蝥、商陆、麝香、三棱、莪术、水蛭、虻虫等；慎用的包括通经去瘀、行气破滞以及辛热等药物，如桃仁、红花、大黄、枳实、附子、干姜、肉桂等。凡妊娠禁用的药物，绝对不能使用；慎用的药物，则可根据孕妇患病的情况，酌情使用。但没有特殊需要时，应尽量避免，以防发生事故。另外，由于疾病的关系，在服药期间，凡属生冷、黏腻、腥臭等不易消化及有特殊刺激性的食物，都应根据需要予以避免。高烧患者还应忌油。

◎ 案例分析 -

案例：

某医师开出下列处方中存在配伍禁忌，请说出原因。

1. 藜芦和人参配伍。

2. 乌头和半夏配伍。

3. 硫黄与芒硝配伍。

分析：

1. 藜芦为催吐药，主要成分为藜芦碱，具有强烈的刺激黏膜作用。人参为补益药，不宜与伤正的催吐药合用。藜芦、苦参、玄参等都易引起心律不齐、血压下降，相互配合可增强毒性作用，应慎用。

2. 乌头、半夏均属剧毒药物，主要成分为生物碱，对中枢和末梢神经系统有麻痹作用，相互配伍毒性可增强，故一般不宜配伍。

3. 硫黄主要含 S，它在肠道内可生成 H_2S、K_2S 等，刺激肠管蠕动起软化粪便而泻下的作用。芒硝含 Na_2SO_4，在肠道内不易被吸收而形成高渗，影响水分吸收以刺激肠壁引起蠕动而致泻。两药有配伍协同作用，但不能剂量过大，过大可引起肠痉挛。

（五）并开与脚注

1. 并开　并开药物系指处方中将2~3种药物合并开在一起。主要是医师开处方时为求简略，并开的意图大致有二：一是疗效基本相同的药物，如二冬即指天冬和麦冬，都具有养阴、益胃清心肺作用；二活即指羌活和独活，都具有祛风胜湿、止痛作用；焦三仙即指焦神曲、焦山楂、焦麦芽三药，均有消食健胃作用，所以常并开同用。二是配伍时使其产生协同作用，如知柏即指知母和黄柏，其配伍能增强滋阴降火作用。必须注意处方中并开药以不得含糊和引起误解为准，尚须注意各地区并开用药习惯，不同调剂人员应了解常见并开药应付，保证配方迅速正确。

2. 脚注　指医师开汤剂处方时在某味药的上角或下角处所加的简略要求。《中华人民共和国药典》（2020年版）对需特殊处理的品种都有明确的规定。药物调剂、煎煮的特殊要求注明在药品之后上方，并加括号；对药物的产地炮制有特殊要求，应在药名之前写出，简明地指示调剂人员对该味药的饮片采取不同的处理方法。一般包括炮制法、煎法、服法等。常见术语有先煎、后下、包煎、另煎、冲服、烊化、打碎、炒制等。

三、中药处方调剂

中药处方调剂流程：收方→审方→计价→调配→复核→发药→指导用药。

（一）收方及审方

中药调剂的依据是处方，收方人员必须是有实践经验的主管中药师或中药师担任，他们必须熟悉处方的内容及含义。

1. 首先查看患者姓名、性别、年龄、处方日期、药名、剂量、剂/贴数、医师签名（盖章）等，住院处方还要核对科别、住院号及病床号，项目不全则不予调配，如系缺药，应和处方医师联系。

2. 审阅处方药名、剂量、剂数、先煎、后下等书写是否规范，有无毒性药、峻烈药超量或笔误等，如有疑问应立即与处方医师联系，确认后再次签名。中药名称有其正名。目前处方中的药名，以《中华人民共和国药典》（2020年版）收载的药品名称为正名；如果《中华人民共和国药典》（2020年版）未收载的药品则以《中华人民共和国卫生部药品标准》收载的药品名称为正名；如果以上两级标准中均未收载的药品，则以地区医药部门有关规定和《中药大辞典》的药品名称为正名。其他的中药名均为别名。调剂人员在掌握药物正名的同时，也应熟悉本地区常用的药物别名，以保证正确。

3. 审查处方中是否有相反、相畏药物及妊娠禁忌药物，如发现问题，原则上不予调配，只有取得医师同意并签名或加盖印章后，方予配方。处方中有不适合煎剂的药物，应退回医师更正，然后配方。

4. 当处方中有毒性药味时，必须严格执行有关毒性中药管理规定，不符合规定者，应向患者说明原因，不予调配。如制川乌、制草乌、制附子等。

5. 对委托加工丸剂、散剂等剂型的处方，应审阅处方中药物的性质（如矿石类、纤维类、脂肪油类）及药物的总量是否可以配制。

6. 问清患者配药贴数，是自煎还是代煎。

7. 非正式医师处方，不予调配。

8. 对于处方中的缺味药，在审方时应先告知患者，并征得医师调换后配方。此外，对处方中自备药引，也应向患者说明，讲清自备方法及用量。

（二）计价

药物计价是按处方中的药味逐一计算得出每剂的总金额，填写在处方药价处，因为中药名较多，划价工作宜由中药专业人员完成。代煎药可加收煎药费。

（三）调配

调配是中药调剂中的重要环节，调剂工作的质量，直接影响患者的医疗和身心健康。调配流程：复审处方→对戥→称取药品→分剂。

1. 洁净工具，核对衡器，保证称量的准确性。根据药物不同体积、重量选用适当的戥子，一般用克戥，称取贵重或毒性药，克以下的要用毫克戥，保证剂量准确。称量前检查定盘星准。

2. 调配前再次审查相反、相畏、禁忌、毒性药剂量等，确认处方没有差错。

3. 开始调配，要随时看处方，按照处方药味顺序调配，逐味间隔摆放，以便对药味进行复核。

4. 需考虑入药顺序的药物、特殊煎煮方法的药品，必须单包并注明。

5. 需有另行临时加工炮制的药物，应派专人处理，以免延误配方时间。需特殊处理的药物，例如坚硬或大块的矿石、果实、种子、动物骨及胶类药，调配时应捣碎成小块或粗末入药。

6. 一方配多剂，要求剂量准确，用等量递减法。

7. 需要临时制成制剂的，要按制剂工艺要求，对需要特殊处理的药物和贵重药物单包，以方便配制和复核，然后交制剂室。

（四）复核

为保证患者用药安全，防止调剂错误和遗漏，对调配完的处方和药物，必须进行复核。

1. 调配药味和剂数是否符合，有无多配、漏配、错配、掺混其他药或异物等现象。

2. 有无相反、相畏、妊娠禁忌和超剂量药材等。

3. 有无变质、发霉、虫蛀、鼠咬、泛油、以生代制、未捣碎等。

4. 是否将先煎、后下、包煎、烊化、另煎、冲服等特殊要求药品单包。

5. 配伍禁忌和毒剧药、贵细药应用是否得当。

6. 代煎药，还需复核煎药凭证与处方上的姓名、送药日期、时间、地点、药贴数是否相符。

7. 全面复核无误后，即可签字，然后将药物装袋或包扎。

（五）发药和用药指导

发药是中药调剂工作的最后一个环节。对调配装好的药剂，发药人员应再次核对无误后，立即发给患者。

1. 核对处方姓名、取药凭证号码、交款凭证，询问患者开药剂数以便再次核实。

2. 详细说明用法用量及用药疗程，药品外包装袋上印制常规煎药方法，对特殊煎煮方法需向患者特别说明和提示。

3. 对有毒性中药处方，更要详细地向患者加以说明。

4. 说明药物的服用方法及饮食禁忌。

5. 耐心解答患者有关用药的各种疑问。

🔗 **知识链接** ....

忌口

患者在用药期间，对某些食物不宜同时进服，称为饮食禁忌，即"忌口"。在服药期间忌口的一般原则如下。

1. 可能妨碍脾胃消化吸收功能，影响药物吸收的食物，如生冷、多脂、黏腻、腥臭及刺激性等食物。

2. 对某种病症不利的食物，如寒性病服温热药时要忌食生冷物，热性病服寒凉药时要忌食辛辣食物等。

3. 与所服药物之间存在类似相恶或相反配伍关系的食物，如地黄、何首乌忌葱、蒜、白萝卜；人参、党参忌白萝卜；薄荷忌鳖肉；茯苓忌醋；鳖甲忌苋菜等。

四、新型中药配方颗粒调剂

中药配方颗粒是由单味中药饮片经水提、分离、浓缩、干燥、制粒而成的颗粒，在中医药理论指导下，按照中医临床处方调配后，供患者冲服使用，是以传统中药饮片为原料，经过提取、分离、浓缩、干燥、制粒、包装等生产工艺，加工制成的一种统一规格、统一剂量、统一质量标准的新型配方用药。经审批或备案后，能够提供中医药服务的医疗机构方可使用中药配方颗粒。医疗机构中，能开具中药饮片处方的医师和乡村医生方可开具中药配方颗粒处方。

医师在开具中药配方颗粒处方前应当告知患者，保障患者的知情权、选择权。《关于规范医疗机构中药配方颗粒临床使用的通知》中规定医疗机构应在门诊大厅、候诊区等醒目位置张贴告知书，向患者告知中药配方颗粒的服用方法、价格等。医师开具中药处方时，原则上不得混用中药饮片与中药配方颗粒。

医疗机构应当按照中药药事管理有关规定开展中药配方颗粒的调剂工作，保障临床疗效和用药安全。

在调剂过程中，中药配方颗粒调剂设备应当符合中医临床用药习惯，应当有效防止差错、污染，直接接触中药配方颗粒的材料应当符合药用要求。使用的调剂软件应对调剂过程实现可追溯。

知识链接

中药配方颗粒的发展

目前，我国对中药配方颗粒品种实施备案管理，其质量监管纳入中药饮片管理范畴。中药配方颗粒源于中药饮片，其在临床应用上给医师和患者多了一种选择。为了规范配方颗粒产业有序健康发展，更好满足中医临床需求，2021年2月10日，国家药品监督管理局、国家中医药管理局等四部门联合发布《关于结束中药配方颗粒试点工作的公告》，对中药配方颗粒生产、经营、使用各环节作出规范。对标准作出系列规范，力求坚持最严谨的标准，推动行业健康有序发展。

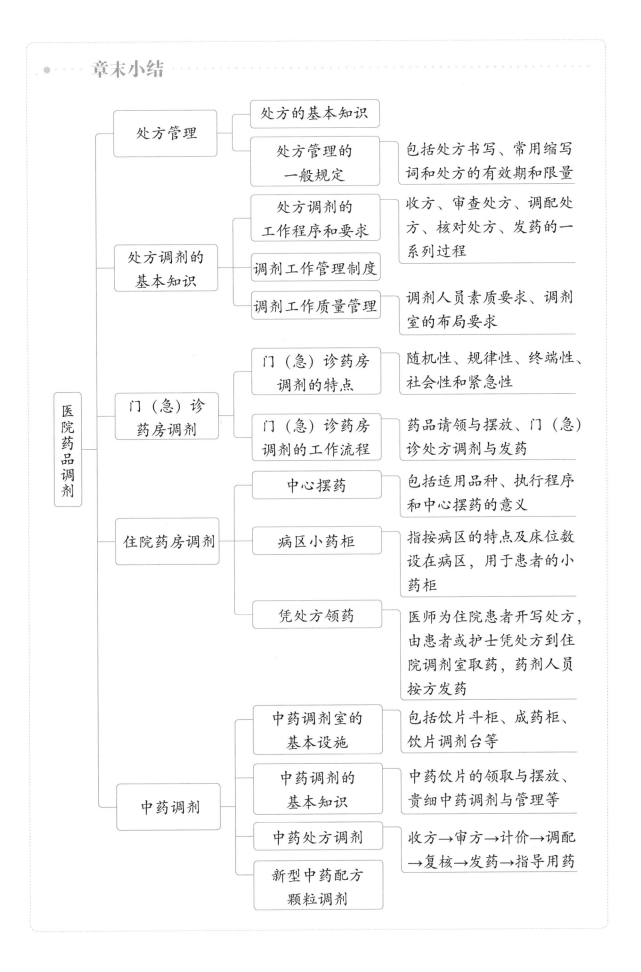

医院药品调剂	**处方管理**	处方的基本知识
		处方管理的一般规定 → 包括处方书写、常用缩写词和处方的有效期和限量
	处方调剂的基本知识	处方调剂的工作程序和要求 → 收方、审查处方、调配处方、核对处方、发药的一系列过程
		调剂工作管理制度
		调剂工作质量管理 → 调剂人员素质要求、调剂室的布局要求
	门（急）诊药房调剂	门（急）诊药房调剂的特点 → 随机性、规律性、终端性、社会性和紧急性
		门（急）诊药房调剂的工作流程 → 药品请领与摆放、门（急）诊处方调剂与发药
	住院药房调剂	中心摆药 → 包括适用品种、执行程序和中心摆药的意义
		病区小药柜 → 指按病区的特点及床位数设在病区，用于患者的小药柜
		凭处方领药 → 医师为住院患者开写处方，由患者或护士凭处方到住院调剂室取药，药剂人员按方发药
	中药调剂	中药调剂室的基本设施 → 包括饮片斗柜、成药柜、饮片调剂台等
		中药调剂的基本知识 → 中药饮片的领取与摆放、贵细中药调剂与管理等
		中药处方调剂 → 收方→审方→计价→调配→复核→发药→指导用药
		新型中药配方颗粒调剂

思考题

1. "四查十对"的具体内容是什么?
2. 调剂人员的素质要求有哪些?
3. 简述药品调剂工作程序。

（蔡　鹃）

第四章
医院药品的采购、储存与养护

学习目标

知识目标

- 掌握　医院药品采购的基本制度和程序，药品在库保管的方法。
- 熟悉　医院药品采购、验收、养护的相关知识和方法。
- 了解　药品采购的类别和方式，药品仓库的分类、建筑、设施和设备，药品的账务管理。

技能目标

- 熟练掌握　药品入库与出库管理基本工作内容。
- 学会　药品入库验收、出库复核的基本操作和药品养护技术。

医院药品供应的质量影响医院临床药物治疗，直接关系到患者的身体健康，而医院药品的采购、储存与养护将直接影响药品的质量，因此，应对药品流通各环节严格控制。

第一节　医院药品的采购

⊳ 情境导入

情境描述：

小李是某医院药房的工作人员。一天上午正在上班时，药监局执法人员来检查，发现药库存放的100余种药品大部分进货渠道为某药品生产企业，其中标示为E药业公司生产的头孢拉定胶囊等6种药品无入库验收记录、购进发票、供货方资质证明等。执法人员要求小李通知负责人前来配合检查。

学前导语：

药品质量直接影响医疗质量和患者的安全及身体健康，正确的药品采购是保证医院药品质量的第一关。本节将带领大家进入医院药品采购内容的学习，了解药品采购的类别和方式，掌握医院药品采购的基本制度和程序，药品在库保管的方法。

医疗机构临床使用的药品应当由药学部门统一采购供应。除放射性药品可由核医学科按有关规定采购外，其他科室和个人不得自购、自制、自销药品。药剂科应设置药品采购员，负责药品的采购工作。药品采购人员必须严格遵守《中华人民共和国药品管理法》《药品流通监督管理办法》《医疗机构药品集中招标采购工作规范（试行）》《药品招标代理机构资格认定及监督管理办法》等法律法规的规定，依法行事。在药品采购管理中应做到：①建立并执行进货验收制度；②建立真实、完整的药品采购记录；③规范药品采购行为；④保证购进的药品质量合格、价格合理。

一、药品采购的基本制度

（一）药品采购应当遵循的原则

《医疗机构药品集中招标采购工作规范（试行）》中规定："医疗机构药品集中招标采购应当坚持质量优先、价格合理，遵循公开、公平、公正和诚实信用原则。"

1. 质量优先原则　质量优先原则是由药品的特殊性和医疗机构的服务性质决定的。具体体现在择优选择所采购品种，主要体现在对投标人资质的审核，体现在评标方法的综合性与评标标准的权重比例，体现在对质量的完整性、先进性与质量管理的保证性把握等方面。

2. 价格合理原则　医疗机构采购药品的价格，必须不高于国家物价部门定价和各省招标价格。

3. 公开、公平、公正原则　这是《中华人民共和国招标投标法》所规定的，在招标、投标过程中必须遵循的基本原则，更是市场经济活动中的重要准则。公开就是要求药品集中招标采购活动的全部环节和过程都要透明，使所有投标人获得的信息均等，要通过信息公开、程序公开、标准与方法公开、结果公开而逐一体现出来；公平就是要求参与药品集中招标采购的所有招标人与投标人在承担义务和享受权利的关系方面，真正做到平等；公正就是要在所有的环节、程序、内容等方面，公开、公平地对待所有合格投标人。

4. 诚实信用原则　当事人在药品集中招标采购中自觉履行义务、承担责任、诚实守信；同时要不断提高药品采购管理的科学性、预防性、有效性。做好计划，有效建立药品储备制度，保障供应。

（二）特殊药品采购

1. 特殊药品（麻醉药品、精神药品、医疗用毒性药品和放射性药品）应根据《中华人民共和国药品管理法》以及国务院发布的《麻醉药品和精神药品管理办法》的规定进行采购、供应。

2. 医疗单位根据临床需要，年初做出特殊药品的年、月采购计划，送药品监督主管部门核准，然后按计划采购、验收、入库、保管。

3. 使用麻醉药品和第一类精神药品的医疗机构，应当经所在地设区的市级人民政府卫生主管部门批准，取得"麻醉药品、第一类精神药品购用印鉴卡"（以下称"印鉴卡"），凭"印鉴卡"向本省、自治区、直辖市行政区域内的定点批发企业购买麻醉药品和第一类精神药品。

4. 麻醉药品使用单位在采购麻醉药品时，须向麻醉药品经营单位填送"麻醉药品申购单"。麻醉药品使用单位采购麻醉药品，除直接到麻醉药品经营单位采购外，也可邮购。但往来单据、证件均须挂号寄发。邮寄麻醉药品时，麻醉药品经营单位应在包裹详情单上加盖"麻醉药品专用章"，并凭盖有"麻醉药品专用章"的发票作为向邮局办理邮寄的证明。

（三）备案采购

备案采购是药品集中采购的补充，用于弥补药品集中采购结果不能满足医疗机构临床需要及用药特殊性要求，是针对医疗机构自身特殊用药需求采取的补救措施。备案采购药品由医疗机构提出申请，并将自行采购的品种、数量等成交内容报当地卫生行政管理部门备案。

（四）临时采购

因各种原因无法供应的药品或因病情急需，医院当前库房内无法供应的药品可采用临时采购。临时采购由临床科室责任医师提出申请，科室主任审批同意，交医务处、药学部门、医院药事管理与药物治疗学委员会（组）主任委员审批后，交采购部门进行采购。

（五）应急采购

应急采购是为保障突发应急事件（指自然灾害、事故灾难、公共卫生、社会安全事件等突发公共事件）发生后的应急药品供应而进行的采购。药学部门应健全紧急药品的供应系统，随时准备执行紧急药品保障任务。对于重大突发事件需大规模调集应急药品时，医院应立即联系药品供应商调集所需药品，或联系兄弟医院借用所需药品，以及上报国家卫生健康委员会请求支援等不同处理方式，尽最大可能保证医疗救治所需药品供应。

二、药品采购的程序

医院用药具有品种多、数量少、规格全、周转快的特点，药品采购管理是医院管理的关键环节，是保证药品质量的关键。

（一）制订药品采购计划

医院药事管理与药物治疗学委员会（组）以《国家基本药物目录》《国家基本医疗保险、工伤保险和生育保险药品目录》为选择基础，结合临床与科研的需要，拟定本医院用药目录。制订采购计划要根据目录，结合临床使用情况，保持合理药品库存和合理安排资金。由药库管理员科学地制订采购计划并交药库负责人初审后，交药学部（科）主任和分管院长审核，同意后方能采购。新品种采购必须经过医院药事管理与药物治疗学委员会（组）通过后，才能编写药品采购计划，实施药品采购。

（二）选择供货对象

首先应确定供货企业的法定资格及质量信誉，由医院药事管理与药物治疗学委员会（组）对供货企业的"营业执照""药品经营许可证""药品经营质量管理规范认证证书（Good Supplying Practice, GSP）"、企业法人代码、税务审报表及药品供应目录进行审核。

（三）采购方式的确定

按照《医疗机构药品集中招标采购工作规范（试行）》的要求，确定采用集中招标采购、集中议价采购等。采购特殊管理药品必须严格执行有关规定。

（四）供需关系的确立过程

按照《医疗机构药品集中招标采购工作规范（试行）》的要求定标后，药品招标经办机构组织医疗机构直接与中标企业按招标结果签订购销合同，也可由招标经办机构受招标人委托与中标企业签订购销合同。

（五）采购计划的执行过程

采购计划的执行过程要强化药品采购中的制约机制，严格实行采购、质量验收、药品付款三分离的管理制度。

（六）采购药品的检查验收过程

药品购回后，采购人员与库管员共同验收入库，双方在发票上签字，交会计及时入账，每月将发票汇总上交财务办理付款。如发现采购药品有质量问题，要拒绝入库。对于药品质量不稳定的供货单位，要停止从该单位采购药品。

（七）所有程序文件的建立过程

药剂科必须将药品采购过程中的所有文件存档备查。

◎ 案例分析

案例：

某人民医院药事管理与药物治疗学委员会（组）根据临床需要，同意采购氨氯地平片，规格为0.5mg。批件转移到药库，药库是如何完成采购任务的？

分析：

首先应结合临床使用情况，保持合理药品库存，合理安排资金，编写药品采购计划。药品采购员接到采购计划后，严格按药品集中招标有关规定实行网上采购。采购员负责建立药品供货企业的相关档案，索取相关证照，如"药品生产许可证"或"药品经营许可证"以及"营业执照"等。药品购回后，采购人员与库管员共同验收入库，对不合格、数量短缺或破损药品负责与供应商联系退货或协商处理解决，并做好记录。

三、药品采购的方式

目前药品采购方式主要为药品集中招标采购与药品集中议价招标采购。

（一）药品集中招标采购

药品集中招标采购是指药品采购商（招标人）事先提出药品采购条件和要求，邀请众多的药品供应商（投标人）参加，按照规定的程序从中选择供应商进行药品采购的一种市场交易行为。凡是通过集中招标采购能够成交的品种，都不能采用其他采购方式。

集中公开招标采购的主要适用范围是城镇职工基本医疗保险药品目录的药品、临床普遍应用的药品、采购批量或金额较大的药品及能够形成充分投标竞争的药品。

（二）药品集中议价招标采购

药品集中议价招标采购是指由多家药品采购商联合采用上述方式以相同价格和要求选择供应商和采购药品；药品集中议价招标采购通常只适用新药采购或集中招标采购时无人招标报价的品种。

目前医院采购主要是通过所在省的药品集中采购平台采购。供应商首先要在省药品集中采购办公室注册取得某一药品的供应权限，然后再与使用此药品的医院签订供药协议，才能给医院供药。基本药物可以不通过所在省的药品集中采购平台，医院与供药商可直接签订协议。

 课堂问答

药品集中招标采购与药品集中议价招标采购有什么不同？

四、药品入库与出库管理

（一）药品入库管理

药品入库时必须经过验收，药品验收入库的目的是保证入库药品的数量准确、质量完好，防止不合格药品进库。药品验收入库内容包括数量验收、质量验收、包装验收。入库药品应严格执行验收制度，验收合格后方可入库。

1. 入库药品验收

（1）数量点收：检查药品与发票上的药品名称、规格、数量、批号、有效期、生产厂家、注册商标及批准文号是否相符，如有短缺或破损应拒收，并查明原因，做好记录。

（2）包装检查：药品包装是药品外在质量的要求、内在质量的保护。包装又包括内包装和外包装两种。药品外包装有木箱、纸箱、木桶、纸桶、金属盛器及包装衬垫物等；药品内包装是直接接触药品的包装，都应符合药用规格标准。药品内包装上应贴有标签，标签应标明药品名称、成分、规格、适应证、用法与用量、贮藏、禁忌和不良反应、注意事项、包装、生产日期、生产批号、有效期、生产企业、批准文号。如标签单和盒面积过小，内容可以从简，并注明"详见说明书"，由说明书详细介绍。

（3）质量验收：包括外观质量验收（直觉判断法）即以人的感觉器官来检验药品的形状、性状等外观质量；内在质量验收（实验判断法）即药品检验部门通过化学或其他科学方法检验确定质量。

（4）特殊管理药品的验收：特殊管理药品必须两人共同验收，麻醉药品和第一类精神药品必须按上述要求，两人共同验收，百分之百验收至最小包装。

2. 验收入库记录　供货商送货到药库后，库管员应立即进行验收。经验收合格的药品应立即入库，并做好验收入库记录。验收入库记录应当包括药品通用名称、规格、数量、批号、剂型、生产日期、有效期、生产厂家、批准文号、供货单位、价格、购进日期、抽验数量、运输条件、验收结论、验收人等内容。入库单由药库管理人员填写，一式三联，第一联留存、备查；第二联作为记账凭证；第三联随原始单据交财务部门。验收记录应保存至超过药品有效期1年，但不得少于3年。

3. 药品验收注意事项

（1）验收入库的药品应及时根据"分区分类、货位编号"的原则，储存在相应货位；同时根据发票录入药品账目。

（2）检查出厂检验报告书或成品合格证，对出厂检验报告书内容有疑问或发现药品质量不稳定、原材料或工艺改变、移厂生产初期或新产品初次购入等，除检查药品外观、性状以及包装外，应加强抽样进行实验室检验或送检，并索要有关证明文件。

（3）一般可根据检验报告书或合格证进行验收，不应任意拆开内包装。经过拆封检验后的药品，必须及时按原包装还原，最好加贴验收标签，并尽量先发出使用。

（4）在验收中，要按规定的比例开箱检查，发现可疑的批号，必要时应全部拆箱检查或按批号抽样化验。验收人员应当对抽样药品的外观、包装、标签、说明书以及相关的证明文件等逐一进行检查、核对，并检查其运输条件是否符合药品包装上的贮存项下对温度的规定。验收结束后，应当将抽取的完好样品放回原包装，加封并标示。

（5）所有药品必须经过库管员验收入库才能领用，否则一律不准办理资金结算。

▶ 边学边练

进行医院药品验收入库的技能练习，详见"实训五　医院药品入库验收的模拟实训"。

4. 质量验收不合格药品的报告程序与控制处理

（1）建立不合格药品的报告程序：在质量验收结论明确后，应立即填写"药品拒收报告单"，按照医院相关管理规定要求进行报告，拒绝入库，并应办理退货手续。

（2）加强对不合格药品的控制处理：将不合格药品从待验区移至不合格区；对不合格药品标以明显、清晰的红色标识；查明原因并按照规定的程序及确认方式及时处理；将该信息录入到医院药品采购管理的相应管理资料与评价资料中；建立能反映发生与处理全部过程和结果的管理记录。记录应妥善保存至少2年。

◎ 案例分析

案例：

根据药品验收入库的要求，药品库管员小明在原始记录单的基础上做了修改，重新设计了一张新的药品验收记录单，但没被采纳。

×× 医院药品入库验收记录单

到货日期：

序号	品名	规格	单位	批号	单价	生产日期	生产厂家	实收数量	供货单位	质量状况	验收结论

验收员：　　　　　制单员：　　　　　保管员：　　　　　总页码：

分析：

药品为效期药品，大多数药品的有效期能反映出生产日期，但生产日期不能代替有效期。数量验收是药品验收的重要内容，如有短缺应拒收，并查明原因，做好记录。故小明做的验收记录单缺有效期和应收数量栏目。

（二）药品出库管理

药品出库管理是指对药品仓库向各调剂部门、药剂部门、其他需求部门发出药品的过程进行质量核查，以保证其数量准确、质量完好。药品出库是药品在流通领域中十分重要的环节之一。

1. 药品的出库原则　药品出库应坚持"先产先出、易变先出、近期先出和按批号发药"的原则。

（1）先产先出：是指同一品名、规格的药品在出库时，应先将生产批号在先的发出。

（2）易变先出：是指根据药品质量变化状态，将易霉、易坏等不宜久储的药品先出库。

（3）近期先出：是指同一品名、规格的药品在出库时应先将接近失效期药品发出。

（4）按批号发药：是指药库发药时应按药品批号顺序，尽量以同一批次内的数量发出。一旦出现药品不良反应或其他问题时，能以最快的速度进行通告和回收。

2. 药品出库注意事项

（1）出库凭证（表4-1）制作程序的管理与控制：出库凭证应按照药房领药申请的品种和数量制作，凭证的份数应满足药库和药房留存的要求打印，打印好的出库凭证应有发药人员和领药人员的共同签名确认。

（2）药品出库检查与复核：①发药人员和领药人员按品种、批号逐一进行检查与复核；②将出库凭证与待发药品逐一对照检查与复核；③对待发药品的内、外包装状态与标识进行检查与复核；④对待发药品的有效期进行检查与复核；⑤药品出库的检查与复核必须由医疗机构药学部门规定的人员，并且是双人同时进行。药品出库检查与复核记录应保存至超过药品有效期1年，但不得少于3年。

（3）药品出库后的文件管理：药品出库后的文件管理主要是指出库凭证的装订与存档、出库后的仓库账务处理、出库后的药品库存状况变化信息的处理等。出库凭证一般每月装订存档一次。每次药品出库后，账要及时减去库存，保证账物始终相符。

表4-1　药品出库凭证

×× 医院药品出库单（申请出库）

领药单位：　　　　　　　　　　　　出库日期：

药库类别：　　　　出库类型：　　　　单据号：

药品名称	药品规格	包装	进价	零售价	生产厂家	数量	结存	批号	有效期

发药：　　　　　　　　领药：　　　　　　　　审核：

第二节 医院药品的储存与养护

情境导入

情境描述：

　　修订后于2016年7月13日起施行的《药品经营质量管理规范》明确规定药品仓库采用温湿度自动监测系统，对仓储环境实施持续、有效的实时监测；按包装标示的温度要求储存药品，包装上没有标示具体温度的，按照《中华人民共和国药典》（2020年版）规定的贮藏要求进行贮藏；贮藏药品应当按照要求采取避光、通风、防潮、防虫、防鼠等措施；对中药材和中药饮片应当按其特性采取有效方法进行养护并记录，所采取的养护方法不得对药品造成污染。

学前导语：

　　药品质量和外界贮藏条件密切相关。不同的药品其贮藏保管的条件也会不同，药品的合理贮藏保管对保证药品的质量非常重要。本节将带领大家进入医院药品的储存与养护内容的学习，认识什么是药品养护、药品有效期，熟悉药品仓库概述、药品在库保管的方法和药品养护知识。

一、药品仓库概述

　　药品仓库是进行药品储存的场所。药品仓库的基本任务是在保证安全的前提下，做到储存多、进出快、费用省、损耗少，为促进医药生产和流通的发展服务。目前，综合医院根据临床需要，主要设立西药库房、中药库房，还可根据自身情况设置各种专用库房，用来储存和保管制剂、辅料等。

　　（一）药品仓库的分类

　　按照仓库建筑的技术设备条件分类，根据所储存药物的质量要求，分别设置不同温、湿度条件的仓库。一般有以下四种不同温度，相对湿度一般保持在45%~75%之间的库房。

　　1. 普通仓库　又称常温库。适用于储存化学性质较稳定，在管理上没有特殊要求的药品，储存温度为0~30℃。

　　2. 阴凉库　适用于药品质量易受高温影响的药品及中药材的存放。储存温度不高于20℃。含醇或糖制品、易挥发药品、软膏、栓剂、胶囊剂、乳膏剂及注明要求的品种常存于阴凉库。

3. 冷藏库　适用于保存生物制品、血液制品、基因药物、疫苗、抗生素等在高温条件下容易失效的药品和一些易变质的贵重中药材。储存温度为2~10℃。

4. 专用药品库　指用以储存具有特殊性能、具有特别保管要求的药品仓库，包括存放麻醉药品、第一类精神药品的麻醉药品库；存放医疗用毒性药品的毒品库；存放易燃、易爆药品的危险品库及存放放射性药品的特殊仓库。

（二）药品仓库的建筑要求

药品仓库是用来储存和保管药品的场所，按照储存药品的保管要求，为了保证仓库建筑质量，保证储存药品和业务操作的安全，针对具体情况和条件，对仓库结构制定技术标准应注意以下几方面。

1. 地理位置要求　药库的地理位置应地势宽阔平整、交通方便，便于药品运输和消防等，雨季不积水、漏雨、渗水、采光、通风好、保持适宜的温湿度。危险药品库应远离生活区和病区，一般在30m以外。

2. 地面承受能力和稳定性强　具有一定的载荷能力，一般应在（5~10）× $10^3 kg/m^2$；具有耐摩擦和耐冲击能力。

3. 隔热、防潮、保温性能要求　仓库地坪的基本要求是坚固、平整、干燥、具有不透水、不起尘埃、导热系数小、防潮性能好等功能；地面具有耐酸、耐碱和耐其他化学物品腐蚀的性能；房顶应具有良好隔热、防寒、防水性能、无渗漏、导热系数小，符合防火安全要求，其坚固、耐久性应与整个建筑相适应。

4. 库房、门、窗应关闭紧密，坚固耐用　为适应药品养护的要求，最好采用联动开关仓库，应尽量减少窗户面积，必备的窗户应安装适宜的窗帘，防止日光直射药品。

5. 水电要求　水源充足、消火栓、消防器材等防火设施设备齐全。

6. 面积要求　根据2008年卫生部颁发的综合医院建筑标准，三级综合医院药品仓库使用面积每万元药品不低于 $1.5m^2$。

（三）药品仓库必备设施和设备

1. 保持药品与地面之间有一定距离的设施　如各种药品货架、托盘、垛墩等。避免药品直接与地面接触而发生吸潮、发霉、变质等。

2. 避光、通风设备　药品要避免阳光直射，通风口和窗口应加挡光板或遮光窗帘等；要设置排气、通风窗口。

3. 监测和调控温、湿度设备　要有温、湿度计（最好安装温控报警系统）、除湿机、加湿器、制冷、供暖等设备。

4. 符合安全用电要求的照明设施　各类熔断、保险、配电设备齐全。危险药品库应使用防爆灯。

5. 防尘、防水、防污染、防虫、防鼠以及防火、防盗等设施 主要有药品货架、药品柜、篷布、防尘布、纱门、纱窗、捕鼠器、消防栓、灭火器、保险柜、防火、防盗门窗、监控器、报警器等。

6. 特殊管理药品库应有保险柜、防盗门窗、监控器、报警器等防盗设施。

二、药品的在库管理

药品在储存期间的稳定性，除了与生产工艺、包装方式及药品本身的性质有关外，还与仓储条件和保管方法密切相关。因此，为了保证药品质量和储存安全，必须熟悉药品保管知识。

（一）药品的一般保管方法

1. 一般药品都应该按照《中华人民共和国药典》（2020年版）【贮藏】项下规定的条件进行贮存与保管，也可根据药品的理化性质、包装、出入库规律及仓库的具体条件等采用适宜的保存方法，以保证药品质量正常、数量准确和储藏安全。

2. 应按药品的性质、剂型并结合仓库的实际情况，采取"分区分类、货位编号"的方法，在库保管。

3. 堆码存放应符合药品保管的要求，既要保证药品质量，又要充分利用空间。同时应注意药品与非药品、内服药与外用药应分开存放；易串味的药品，中药材、中药饮片以及危险品等应与其他药品分开存放；名称容易混淆的药品应尽量分开存放。

4. 实行药品保管责任制度，库管员分片管理。建立药品保管账，正确记载药品的进、出、存情况，经常检查，定期盘点，保证账物相符。

5. 药品实行色标管理 合格品为绿色，不合格品为红色，待验品为黄色。

6. 库房应经常保持清洁卫生，并采取有效措施，防止生霉、虫蛀、鼠咬等，库房的相对湿度应保持在45%~75%之间。

7. 加强防护安全措施，确保仓库、药品和人员安全。如安装监控、报警、防盗门窗等设施。

（二）性质不稳定药品的保管方法

1. 遇光易变质的药品 这类药品应置于避光容器内，或外包锡纸或黑色纸等遮光，在阴凉干燥的暗处存放，防止日光照射。

2. 受热易变质和易挥发药品 这类药品应注意密封在容器内，并放置阴凉库保存，或放置在冷藏库等；怕冻药品、在低温下易变质或冻裂容器，一般应在2℃以上的仓库保存，防止冻结；有特殊要求的药品，应根据药品说明书要求，结合它们的性质采取不同的保温措施。

3. 易风化药品　这类药品不宜贮存于干燥的地方。

4. 易吸潮引湿的药品和易霉变虫蛀的药品　这类药品应在干燥的阴凉处保存，梅雨季节应注意采取防潮、防热措施。

5. 易串味药品　这类药品应贮存于阴凉处，密封单独存放，并与一般药品特别是有吸附性的药品隔离存放。易氧化和易吸收二氧化碳的药品应注意密封保存。

🔍 **案例分析** --

案例：

某药房为方便调配药品，将盐酸异丙嗪片去除外包装后放于无盖的拆零盒，有一天发现，该药品变为淡红色。本应无色的盐酸异丙嗪为什么会变红色？该药应如何贮存保管？

分析：

盐酸异丙嗪对光敏感，易被氧化。置于无盖的拆零盒，则受光线影响加速氧化而渐变为红色。盐酸异丙嗪应遮光、密闭保存。

（三）特殊管理药品的保管

1. 医疗用毒性药品、麻醉药品、精神药品的保管

（1）须设专库或专柜集中存放，各品种之间要有适当距离。专人保管、专用账卡登记管理制度。

（2）严格出、入库手续，随时和定期盘点，要求数字准确、账货相符。

（3）结合药品的性能考虑贮存条件。

（4）由于破损、过期、变质、失效而不可供药用的，应清点登记，列表上报，监督销毁，不得随便处理。

2. 危险药品的保管　危险药品是指遇光、热、空气、水分、撞击等外界因素的影响可引起燃烧、爆炸或具有腐蚀性、刺激性、剧毒性和放射性的药品。在保管危险品时，必须熟悉各种危险品的特性，并严格执行国务院《化学危险物品管理条例》中的各项规定，采取适当的措施，预防危险情况发生。

（1）危险药品应储存在危险品仓库内，分类存放，远离电源，并有专人保管；并按其理化性质、危险程度以及与消防方法是否有抵触，分区、分类和分垛保管。

（2）库内应有通风降温设备，经常检查包装容器是否严密。

（3）注意安全操作，搬运时轻拿轻放。

（4）严禁烟火，库房内不得安装火炉，库房内、外应备有消防器材。

（四）药品零库存管理

药品零库存管理，即药库不留库存，由各药房根据临床使用情况做出采购计划，药库汇总后，制订总的采购计划。药品到货验收合格后，立即发放给各药房。各药房领取的数量即是药库计划数量，随入随出，可使库存压缩到最低限度，加快资金周转。

三、药品的效期管理

药品的有效期是指药品在一定的储存条件下，能够保证其质量合格的期限。医疗机构应当建立药品效期管理制度。在保管中，应注意按效期远近专垛堆放，并要建立效期药品月报制度，严格掌握"先产先出、近期先出和按批号发药"原则，以免过期失效。

药品效期的管理措施：

1. 对于有效期药品的采购，应分次少量，以免积压造成浪费。

2. 入库时要检查包装标签中有关有效期的内容并做好记录与标识，便于检查。

3. 储存时应符合条件，避免因存储不当导致药品在有效期之内稳定性下降。药品离开原包装时，应将有效期注明在变换后的容器上，并且要严密观察是否有变质现象。药品的有效期是指在原包装和符合要求的贮存条件下，如果贮存条件不合适、移开包装或原包装开封，都会缩短药品的保质期。

4. 出库时做到近效期先出、近效期先用，周转迅速，以保证在有效期内使用药品。对超过有效期的药品必须按规定处理，不得再次使用。

四、药品的账务管理

药学部（科）购销药品金额占全院经费收支的比重很大，因此，搞好医院药学部（科）经济管理，对加强医院建设具有重要意义。要坚持把提高社会效益放在首位，按照"定额管理、合理使用、加速周转、保证供应"的原则和"核定收入、超收上缴"的管理办法，保证药品供应，减少损耗，提高药品管理质量。

（一）药品的账务管理

1. 定期盘点　医院应加强对药库的管理，定期（一般每月底）对药品库存进行盘点，使账物相符，若有不符，应及时查找原因。

2. 年底盘点　年底由财务部（科）组织一次全面盘点，医院对实物盘点，账物核对，并与财务部（科）进行账目核对。

3. 建立主管药品会计责任制　药学部（科）应配备一名会计，作为单位会计整个核算内容的一个组成部分。

（1）按照会计制度的规定，搞好药品的算账、记账、报账和核算工作，做到手续完备、数字真实、账目清楚、报表及时。

（2）根据经济管理要求，经常检查分析全院药品进、销、耗、存情况，抽查处方划价，审核药品销售收入。

（3）督促协助药库、调剂室、临床科室搞好定期药品盘点、核对，及时进行账目处理，做到账物、账账相符。

（二）药品实库存管理

1. 金额管理、数量统计、实耗实销　为记录药品的收发结存情况，应该制订一整套账表单据，如本月药品出库汇总表、药品入库汇总表、药品盘点表、药品调价表等报到财务部门，月底对全部库存药品进行盘点，应账账相符、账物相符。如果只是账账相符，叫作金额管理。最细致的管理是实库存管理，即账面上的每个药品数量和实物完全相符。

2. 计划采购、定额管理、合理使用、加速周转、保证供应　医院应根据医疗活动的实际需要及市场供应情况确定合理的药品储备定额，实行计划采购，及时供应。药品采购计划应遵循以销定存的原则，既保证供应，又减小库存，加快医院资金周转。

3. 定期进行盘点，核对账务　药品的购入和发放必须建立健全入库、出库手续，药品购入后及时入账，发放后及时出账。药库与药房应定期进行盘点，核对账务，保证药库出库的金额与药房入库的金额相等。

4. 建立健全岗位责任制，严格管理制度　各个环节的凭证、现金交接要有完备的手续和凭据；盘点要细致准确，全面彻底，过秤点数，严禁估算。

五、药品的养护

（一）药品养护的概念

药品养护是运用现代科学技术与方法，研究药品储存养护技术和储存药品质量变化规律，防止药品变质，保证药品质量，确保用药安全、有效的一门实用性技术科学。

（二）药品养护原则

1. 贯彻"以防为主"原则。定期进行药品的在库检查，及时了解药品的质量变化，并采取相应的防治措施；保持库房的清洁卫生，做好防治微生物和鼠、虫害工作。

2. 遵循"先产先出、易变先出、近期先出"的原则。

（三）中药材养护知识

中药材（中药饮片）种类繁多、性质各异，有的具有挥发性，有的具有吸湿性等。应根据其特性加以妥善保管，如保管不当将会发生发霉、虫蛀、泛油、变色、走味、潮解、融化等变化，影响药品质量，使药物变质而失去疗效。中药材（中药饮片）变质的原因除过期、湿度、日光和温度等因素的影响外，还受到昆虫和微生物的侵蚀。因此必须掌握其性质，熟悉变化规律，采取相应的保管措施，做好中药材（中药饮片）的储存与养护。

1. 中药材储存中常见的变质现象（表4-2）

表4-2　中药材储存中常见的变质现象

现象	特点
霉变	中药表面附着的真菌在适宜的温度、湿度和足够的营养条件下进行生长繁殖，致使中药有效成分发生变化而失效
虫蛀	昆虫侵入中药内部所引起的破坏作用。含有淀粉、糖类、脂肪、蛋白质等成分较高的药材易滋生虫害，如白芷、瓜蒌等
变色	指药材失去正常固有色泽的现象。变色往往使不少中药变质失效
泛油	又称走油或浸油。指药材及饮片所含油脂溢出表面呈油浸润状态，使质变软，色泽变深，并发出油败气味的现象。如桃仁、杏仁、炒莱菔子等
散气变味	指一些含有易挥发成分（如挥发油等）的中药，因贮藏保管不当造成挥散损失。如肉桂、沉香等
风化	某些含有结晶水的矿物类药，因与干燥空气接触，日久逐渐失去结晶水而变为粉末状态。如胆矾、硼砂
潮解	固体药材吸收空气中水分，并在湿热空气影响下，其表面慢慢融化成液体状态的现象。如青盐、芒硝
粘连	某些熔点比较低的固体树脂类药材及一些胶类药物，受潮后粘连结块的现象。如阿胶、鹿角胶、龟甲胶
腐烂	某些鲜活类药材因受温度和空气中微生物的影响，引起发热，有利于微生物繁殖和活动而导致腐烂变质的现象。如鲜生姜、鲜生地

2. 影响中药材储存质量的因素

（1）影响中药材变质的内部因素

1）水分：一般饮片都含有一定量的水分，而其含水量因组成成分和内部结构不同而各有差异。水分过高，饮片易发生霉烂、虫蛀、潮解、软化、粘连等；而水分过低，饮片又会发生风化、走味、泛油、干裂、脆化等现象。因此应将饮片的水分严格控制在9%~13%之间。

2）油脂：含油脂的饮片，如桃仁、杏仁等，若经常与空气、日光、湿气等接触，油脂则会发生氧化而产生氧化物，继而产生酸性物质；也可在脂酶的作用下水解，形成甘油和脂肪酸；或在微生物的作用下，产生氧化物质，逐渐出现异味。

3）挥发油：含挥发油的药材，如白芷、肉桂、薄荷等，都具有不同的浓郁气味。当环境温度超过20℃时，便会逐渐挥发，若长期与空气接触，随着挥发油的散发，其气味也会随之减弱。

4）淀粉：含淀粉较多的饮片，如山药、泽泻、葛根等，很容易吸收水分，当表面水分增加就会使霉菌、害虫易于寄生和繁殖，同时淀粉又可作为病虫害的营养来源。

5）色素：一般花类药材都含有不同的色素，如月季花、玫瑰花等。颜色不仅可作为鉴别中药材品质的重要标志，同时也直接关系到药材加工质量的优劣。但有些色素性质不稳定，易受日光、空气等影响而遭到破坏。

6）黏液质：黏液质是一种近似于树胶的多糖类物质，它存在于植物细胞中。黏液质遇水后会膨胀发热，易于发酵，同时又是微生物、虫卵的营养食料，因此含黏液质多的饮片易生虫、发霉。如枸杞子等。

（2）影响中药材变质的环境因素

1）温度：饮片储存有一定的适宜温度。当温度在30℃以上时，饮片中挥发油的挥发加快，使芳香气味减退或消失；含糖类及黏液质的饮片易发霉、生虫、变质。当温度在35℃以上时，含油脂成分的饮片可因受热而酸败泛油，胶类及树脂类饮片易变软而黏结成块。但温度为20~25℃时，害虫和霉菌也易滋生和繁殖。

2）湿度：空气中水蒸气含量的多少称为湿度。当空气相对湿度达到75%，温度30℃时，大部分饮片都能吸收空气中的水分，使本身含水量增加，导致霉变。尤其是含糖类、黏液质、淀粉、盐类成分等较高的饮片更易吸湿，出现粘连、结块、潮解、发霉等现象。

3）日光：日光对饮片的色素有破坏作用。一些花、叶、草类饮片在日光照射下颜色变浅，干燥易碎。日光具有大量热能，能促使药材温度升高，使质量发生变化。

4）空气：空气是许多气态物质的混合物，其中影响饮片质量的主要因素是空气中的O_2。如丹皮、大黄等颜色变深，就是因为所含的鞣质、油脂及糖类等与空气中的O_2接触而引起的质量变化。

此外，微生物（细菌、霉菌、酵母菌）和昆虫等也可使中药材损坏变质，失去药用价值；有些中药材储存时间过长，也会使疗效减弱乃至消失。

3. 中药材的储存

（1）中药材（中药饮片）储存的库房及设施要求：中药材（中药饮片）的储存应有专门的、与其他储存的药品相隔离的库房。库房内应有温度、湿度控制与调节设备及装置，室温应控制在25℃以下，相对湿度保持在75%以下为宜。

（2）防虫预处理：为了防止虫蛀，应在中药材（中药饮片）入库前对库房进行彻底地处理，搞好清洁卫生，保持干燥凉爽，必要时可采用适量浓度的杀虫剂或消毒剂对库房墙壁、地面、垫板、一切缝隙及盛装设施等进行喷洒，以杜绝虫害的来源。

（3）中药材（中药饮片）的堆垛：中药材（中药饮片）堆垛时应利用方木垫高，适当增加底部垫板与地面的距离，一般要大于40cm；增加堆垛与四壁的距离。在垛底部铺垫隔潮材料，地面上铺放适量的防潮材料，如石灰、木炭、干锯末等，使药材保持干燥，以防霉变。

（4）中药饮片储存容器的选择：中药饮片一般可储存于箱、纤维纸箱中，最好置于密闭封口的容器中，以防湿气进入。有些饮片则可置于陶瓷罐或缸内，并在容器中加入石灰或硅胶等干燥剂。

（5）特殊中药饮片的储存：对于含有不同化学成分或用不同炮制方法炮制的饮片，可根据具体情况，确定不同的储存方法。易风化、变色、散失气味、泛油、融化的药材，要避免阳光直射和风吹；易生虫、霉变的药材，入库时应严格控制药材本身的水分和储存场所的温度、湿度，应选择阴凉、干燥、通风的库房。当梅雨季节或湿度增大时，可紧闭门窗并使用专门除湿设施除湿。总之，库房内要有相应的防护措施，并随着季节变化的特点去调节。

Q 案例分析 ─────────────────────────────────

案例：

七月份梅雨季节的一天下午，一位阿姨拿着人参、红花、金银花、阿胶、白芷、杏仁几种中药来中药房咨询储存的方法。

分析：

中药材储存中常见的变质现象有霉变、虫蛀、潮解、粘连等。中药材应根据其特性加以妥善保管。这几种中药应储存于阴凉干燥处，尤其是红花、金银花、杏仁更要避免阳光直射和风吹；白芷、阿胶更要注意干燥，避免受潮。

4. 中药材的养护

（1）传统的养护技术：传统养护技术具有经济、有效、简便易行等优点，是目前饮片储存养护中重要的基础措施，具体方法有以下几种。

1）清洁养护法：中药材与仓库的清洁卫生是一切防治工作的基础。搞好清洁卫生，可以恶化害虫生存条件，杜绝病虫害感染。因此清洁卫生是防止害虫入侵的最有效的方法。

2）除湿养护法：通过养护技术来改变库房环境或利用自然吸湿物，如生石灰在密封不严条件下吸湿，可以起到抑制害虫和霉菌生长的作用。常用的方法有：①通风法，即利用自然气候来调节库房温、湿度，起到降温防潮作用，还可在库房内安装排风扇或其他通风设施，使易生虫、霉变的药材处于较好的通风状态；②吸湿防潮法，为了保持储存药材环境干燥，除采取上述通风法来降低湿度外，库房内应有温度、湿度控制与调节设备及装置，保持环境干燥，还可以用干燥剂来吸收空气或药材中的水分；③选择干燥、晴朗的天气及时进行晾晒或采用加热烘干的办法，使饮片的水分散失，保持干燥。

3）密闭（密封）养护法：采用密封或密闭养护的目的是使饮片及炮制品与外界的温度、湿度、空气、光线、细菌、害虫等隔离，尽量减少以上因素对药材的影响，保持药材原有的质量。但应注意密封前饮片的水分不应超过安全值，且无变质现象，否则会有利于霉变和虫蛀的发生。

4）对抗储存法：采用两种或两种以上药物同储或采用一些有特殊气味的物品同储，相互克制起到防虫、防霉变的养护方法。

5）低温养护法：采用低温储存饮片，可有效预防虫蛀、发霉、变色等变质现象发生。有些贵重中药多采用低温养护方法。当梅雨季节来临时，将饮片储存于冷藏库内，温度以2~10℃为宜。此种方法不仅可防霉、防虫、防变色、防泛油等，而且不影响药材质量。

6）高温养护法：中药材害虫对高温的抵抗力均很差，因此采用高温（如暴晒或烘烤）储存中药材，可有效防止虫害侵入。一般温度高于40℃时，害虫就会停止生长发育、繁殖，当温度高于50℃时，害虫将在短时间内死亡，但应注意含挥发油的饮片烘烤时温度不宜超过60℃，以免影响饮片质量。

（2）现代养护新技术

1）干燥养护技术：包括远红外加热干燥养护技术、微波干燥养护技术等。①远红外加热干燥养护技术：与电力热烘相比具有干燥快、脱水率高、干燥用时短的优点。②微波干燥养护技术：具有干燥迅速加热均匀、热效率高、反应灵敏、产品质量好等优点。

2）气幕防潮养护技术：气幕又称气帘或气闸，是用来安装在药材库房门上，配合自动门以防止库内冷空气排出库外、库外热空气侵入库内的装置，从而达到防潮的目的。但气幕只有防护作用，而没有吸湿作用。

3）蒸汽加热养护技术：该技术是利用蒸汽杀灭中药材和炮制品中所含霉菌、杂菌及害虫的方法。可分为低高温长时灭菌、亚高温短时灭菌及超高温瞬时灭菌三种方法。

4）气体灭菌养护技术：气体灭菌主要是指环氧乙烷防霉技术及混合气体防霉技术。环氧乙烷可与细菌蛋白质分子中的氨基、羟基或巯基中活泼的氢原子发生加成反应生成羟乙基生物，使细菌代谢受阻而产生杀灭作用。具有灭菌效果可靠、安全、操作简便等优点。

5）^{60}Co-γ射线辐射养护技术：是利用^{60}Co-γ产生的射线对中药材及炮制品进行杀虫、灭菌的处理方法。具有效率高、效果显著、不破坏药材外形、不会产生毒性物质和致癌物质的特点。但应注意有些药材辐射后会发生成分变化。

6）气调养护技术：是将药材置于密闭的容器内，对能够导致药材发生质变的空气中的O_2浓度进行有效控制，人为地造成低氧或高浓度CO_2状态，不利于害虫生存和侵入。该技术不仅可以杀虫、防霉，还能保持药材原有的颜色和气味，减少有效成分损失，保证了被储存中药材的品质稳定，是一种科学而经济的养护方法。

7）包装防霉养护法：即采用无菌包装。首先将中药材和炮制品灭菌，然后把无菌的中药材或炮制品放入一个霉菌无法生长的环境。这种方法由于避免了再次污染的机会，在常温条件下，不需要任何防腐剂或冷冻设施，在规定的时间内不会发生霉变。

（四）西药养护知识

1. 散剂　温度、湿度、光线、空气及微生物等对散剂质量均有一定影响，这其中又以湿度为最，吸湿后易引起二次变质或污染等。常见散剂的储存方式有以下几种。

（1）含吸湿性组分或加糖的散剂应密封储存于干燥处，注意防潮。

（2）贵重药物散剂，可密封在坛内，必要时加吸潮剂。

（3）含挥发性药物的散剂，受热后更易挥发，应密封在干燥、阴凉处保存。

（4）含有遇光易变质的药物的散剂要避光保存，特别要防止日光的直接照晒。

（5）有特殊臭味的散剂，应与其他药物隔离存放，以防变味。

（6）内服散剂与外用散剂要分开存放。

注意：对易吸潮变质散剂要经常检查有无吸潮情况；使用吸潮剂保存的散剂，还要定期检查吸潮剂的吸潮情况，及时更换。

2. 片剂　影响因素以湿度为最，淀粉等辅料易吸收水分，使片剂易出现松散、破碎、发霉、变质等；其次温度、光线亦能引起某些片剂变质失效。片剂一般应密闭于干燥处保存。另外，仓库相对湿度以60%~70%为宜，最高不得超过80%。梅雨或南方潮热地区（相对湿度超过80%），应采取防潮、防热措施。常见片剂的储存方式有以下几种。

（1）包衣片（糖衣片，肠溶衣片）吸潮、受热易发生包衣褪光、褪色、粘连、融化、霉变，甚至膨胀脱壳，保管较一般片剂严格，应注意防潮、防热。

（2）掺有多量糖粉者，吸潮、受热后能融化粘连，严重时能发生霉变，应注意密封保存，在干燥的阴凉处保存。

（3）易挥发性片剂应防热，在阴凉处保存。

（4）含生药或蛋白质类药品片剂如健胃片、甲状腺片、酵母片等易吸潮、松散、发霉、虫蛀，更应注意密封并于干燥处保存。

（5）吸潮后易变色、变质及易潮解、融化、粘连的片剂，需要特别注意防潮。

（6）主药对光敏感的片剂（如磺胺类药物）应于遮光容器内（如棕色瓶）避光保存。

（7）外用片、内服片及兽用片剂必须分开储存，以免混淆错发。

3. 胶囊剂　胶囊剂（硬胶囊剂、胶丸）主要原料是明胶，吸潮、受热后易变软、发黏、膨胀或囊壁表面混浊失去光泽、严重时甚至黏软变形，有时还会生霉，因此保管要以防潮、防热为主。胶囊剂的储藏要求如下。

（1）一般胶囊剂应密封，贮于干燥、凉处，注意防潮、防热；注意不宜过分干燥，以免胶囊中的水分过少而易脆裂。

（2）主药对光敏感的胶囊剂还要注意避光保存。

（3）具有颜色的胶囊，在吸潮、受热后能出现颜色不匀、褪色、变色等情况，更要注意防潮、防热。

（4）生药胶囊吸潮、受热后易发霉、生虫，发臭，更应特别注意密封，置于干燥的阴凉处保存。

（5）抗生素类胶囊（如土霉素胶囊）吸潮、受热后易使效价下降，应特别注意密封于干燥的凉暗处保存。

4. 注射剂　注射剂在储存期的养护，应根据药品理化性质、溶媒和包装容器特点，综合考虑。

（1）一般注射剂应避光储存，并按《中华人民共和国药典》（2020年版）规定的条件保管。

（2）遇光易变质的注射剂（如复方奎宁、维生素类），在保管中要注意采取各种遮光措施，以防紫外线照射。

（3）遇热易变质注射剂（如抗生素类、酶类、生物制品等），除应按规定的温度条件下储存外，还要注意"先产先出、近期先出"，在炎热季节加强检查。

1）抗生素类注射剂遇热易分解，导致效价下降，故应置阴凉处避光保存。

2）酶类注射剂（如缩宫素注射液、注射用辅酶 A 等），温度易引起蛋白质变性，光线亦可使其失去活性，因此一般均须在凉暗处保存。

3）遇热特别不稳定的药物（如细胞色素 C、胰岛素等），则应在 2～10℃ 的冷暗处储存。一般来说，本类注射液低温保存能增加其稳定性，但是亦不宜储存温度过低而使其冻结，否则会因变性而降低效力。

4）生物制品（如白蛋白、丙种球蛋白等），具蛋白质的性质，一般都怕热、怕光，有些还怕冻。保存条件是 2～10℃ 的干暗处。除冻干品外，一般不能在 0℃ 以下保存，否则会因冻结而造成蛋白质变性，融化后可能出现摇不散的絮状沉淀，致使不能药用。

（4）钙、钠等盐类注射液（如氯化钠、枸橼酸钠、水杨酸钠、碳酸氢钠及氯化钙、葡萄糖酸钙等），久贮后药液能侵蚀玻璃，不宜久贮，并加强澄明度检查。

（5）水溶液注射剂，在低温下易冻结，冻结后体积膨胀，往往使容器破裂；少数注射剂受冻后即使容器没有破裂，也会发生质量变异，致使不可供药用。

（6）大输液、血浆代用品等大体积水溶液注射剂要注意防冻，不可横卧倒置。一些杂质往往能透过薄膜而进入药液，形成小白点，储存时间越长，澄明度变化越大（涤纶薄膜性能较稳定，电解质不易透过）。玻璃纸本身也能被药液侵蚀后形成小白点，甚至有大的碎片脱落，影响药品的澄明度。此外，在储存或搬动的过程中，不可扭动、挤压或碰撞瓶塞，以免漏气，造成污染，又因输液瓶能被药液侵蚀，其表面的硅酸盐，在药液中可分解成偏硅酸盐沉淀，所以在保管中应分批号按出厂期先后次序，有条理地储存和发出，尽快周转使用。

（7）油溶液溶剂是植物油，内含不饱和脂肪酸，日光、空气或温度过高，发生氧化酸败从而颜色变深。因此油溶液注射剂一般都应避光、避热保存。但是不怕冷冻。

（8）使用其他溶剂的注射剂（乙醇、丙二醇、甘油或它们的混合溶液，或它们与水的混合溶液）冰点较低，故冬季可以不必防冻。这类注射剂主要应根据药品本身性质进行保管，如洋地黄毒苷注射液见光或受热易分解失效，故应于阴凉处避光保存。

（9）注射用粉针剂应注意防潮（安瓿瓶装）。

5. 水剂　水剂类的溶剂是水，一般含药量较低，防腐力差，易生霉、沉淀、变色、分层、挥发、分解，冬季严寒容易冻结。因此水剂类保管时应密闭阴凉处储藏，注意防止污染，冬季还需防冻。

6. 糖浆剂　温度、光线或空气均能使糖浆剂霉败、沉淀和变色。因此糖浆剂应密闭，在 30℃ 下避光保存。

（1）关键在于防止糖浆霉败，其主要措施应以防热、防污染为主。应置阴凉、通风处保存。

（2）含浸出制剂的糖浆剂，在储存过程中往往会出现浑浊或沉淀。如含少量沉淀，摇匀后能均匀分散者，则仍可供药用；如沉淀是无效物，可以过滤除去复方糖浆中所产生的沉淀物，必须确定为无效物或对患者服用无不利时，再适当分离处理。

7. 乙醇制剂　应密封，于阴凉处保存，防受热挥发、防火和避光。

8. 油剂　空气、光或温度过高容易引起油剂变质分解；植物油油剂可出现油脂酸败等而不能供药用；含挥发油油剂可挥发减量、氧化变质，产生不愉快的臭味，甚至生成树脂样物质，因此这类制剂应满装、密封，以减少瓶内空气防止氧化，应于避光、凉处保管。大铁桶装油剂，到货后及时分装，以防油类受金属氧化物影响，加速氧化而变质。

9. 软膏剂、栓剂、膜剂

（1）软膏剂：与基质、药物的性质、储存条件（温度、光线、湿度）、容器和包装形式等有关。凡士林作基质的软膏一般比较稳定，但若含有某些不稳定的药物，亦容易变质；动植物油脂作基质的软膏易于酸败，光、空气、温度等均能促使其酸败，不易保存；乳剂基质、水溶性基质的软膏不稳定，如系用塑料管包装，久贮后易失水或霉败。因此，软膏剂应根据药物和基质的性质，结合包装容器的特点进行保管。

（2）栓剂：易受温度、湿度影响而融化走油、软化，因此栓剂在储存期间应充分注意防热、防潮。

（3）膜剂：应考虑主药与成膜材料的特性，并结合包装的性能进行保管养护。膜剂的包装多有透气、透湿、透光性，故一般都应密封，在干燥处避光保存。

案例分析

案例：

某市药品监督管理局接到一位蔡先生的投诉，该患者使用在某医院购买的一种治疗过敏性鼻炎的气雾剂时，发现喷药不畅，药雾不均匀，怀疑有质量问题。药监人员对该药进行检验，结果是药品不存在质量问题。后经药监人员仔细询问了解，得知蔡先生平常习惯把药箱放在阳台上，就是这个习惯引起的喷雾不畅。

分析：

北方冬天气温较低，气雾剂放在低温处可导致药罐内外压强差太小，抛射剂汽化不完全，因此喷药不畅。只要把气雾剂放在温暖的室内一段时间，就可正常使用。气雾剂药品的包装容器是密封的，而且内部压力比外部高，所以能保持清洁和避免内部药物与外界空气、水分的接触，从而减少药品污染与变质的可能性。同时，气雾剂因内部装有抛射剂，具有一定的内压，遇热、受碰撞后易发生爆炸。因此，气雾剂应在凉暗处保存，避免敲打、撞击、受热或暴晒。

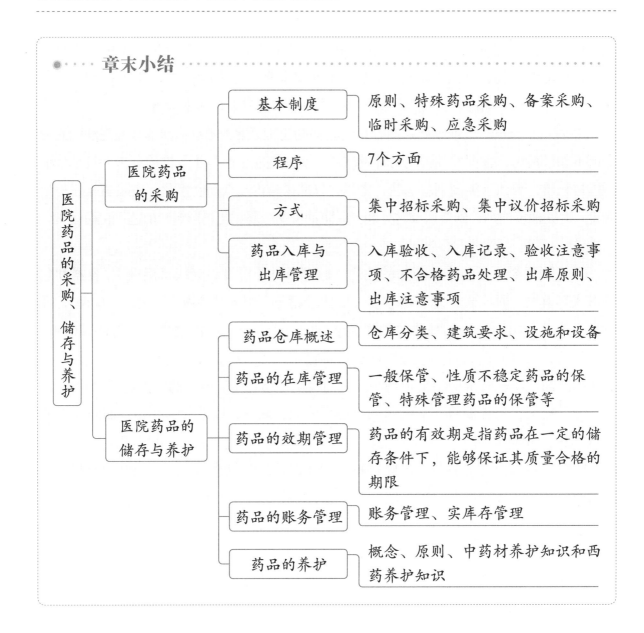

思考题

1. 药品入库验收的内容包括哪些方面？
2. 药品的一般保管方法有哪些？
3. 中药材的养护技术有哪些？

（李高慧）

第五章
医院制剂

学习目标

知识目标

- 掌握　医院制剂的特点、配制方法及质量检验常用的分析方法。
- 熟悉　医院制剂的质量标准、基本检验程序。
- 了解　医疗机构制剂配制应具备的条件及《医疗机构制剂配制质量管理规范》的主要内容。

技能目标

- 熟练掌握　常见医院制剂的工艺流程和方法。
- 学会　医院常用制剂质量检测方法。

情境导入

情境描述：

　　高中生小李，无明显诱因出现双侧面部、额头、下巴、胸背起疹子，有时候出现脓疱，症状时轻时重，易反复。他去当地的皮肤病专科医院治疗。医师初步诊断为痤疮、毛囊炎。根据病情，医师给小李使用复方氯霉素洗剂等外用制剂联合口服制剂，并综合运用一些物理治疗手段。经过一段时间的治疗，小李的病情明显好转。小李使用的复方氯霉素洗剂为该院配制的医院制剂。

学前导语：

　　医院制剂是紧密结合临床需求和教学科研需要、生产市场上没有供应的品种，弥补了市售药品的空白，是市售药品的有益补充。本章将带领大家学习医院制剂配制应具备的条件，掌握常见医院制剂特点、配制方法及质量检验常用的分析方法。

第一节　医院制剂概述

一、医院制剂的概念和分类

（一）医院制剂的概念

医院制剂（又称医疗机构制剂）是指医疗机构根据本单位临床需要经批准而配制、自用的固定处方制剂。医疗机构配制的制剂，应当是市场上没有供应的品种。医院制剂只能在本医疗机构内凭执业医师或者执业助理医师的处方使用，并与"医疗机构执业许可证"所载明的诊疗范围一致。医院制剂仅限于医院内部使用，经药品监督管理部门批准，可以在医疗机构之间调剂使用，但不得在市场上销售或者变相销售，不得发布医院制剂广告。医院制剂品种规格多、剂型全，医院制剂室可以根据不同的临床需求及自身的条件配制多种制剂。医院制剂必须由医院制剂室自行配制，由医院药检室负责检验，供本院医疗使用。医疗机构配制制剂应取得省、自治区、直辖市药品监督管理局颁发的"医疗机构制剂许可证"和制剂批准文号。

🔗 知识链接

医院制剂的发展及现状

医院制剂特点是品种多、剂型多、小批量生产、使用周期短，费用低廉，疗效确切，可满足临床需要。其应运而生于我国制药工业不发达时期，并在20世纪70年代得到蓬勃发展。医院制剂在保证临床医疗需求、弥补市场药品供应不足、保障人民健康、培养药学人才及新药研发等方面发挥了重要作用。三九胃泰颗粒、复方丹参滴丸、三九皮炎平等均源自医院制剂。随着制药工业的发展及药品相关法律法规的出台和实施，医院制剂的申报注册和配制生产门槛不断提高，医院因所需投入不断增加而经济难以承受。医疗机构制剂室数量锐减，医院制剂品种、用量也大幅度减少。但仍然可见一些特色医院制剂，由于具有工艺成熟、应用广泛、疗效确切、毒副作用小等特点，发挥着市售药品无可替代的作用。

（二）医院制剂剂型的分类

1. **按形态分类**　医院制剂剂型可分为液体剂型（如芳香水剂、溶液剂、合剂、洗剂等）、固体剂型（如散剂、丸剂、胶囊剂、片剂、栓剂等）、半固体剂型（如软膏剂、凝胶剂等）。

2. 按给药途径分类 医院制剂剂型可分为经胃肠道给药剂型（如口服液、胶囊剂、大多数片剂）、非经胃肠道给药剂型（如洗剂、搽剂、滴耳剂、滴鼻剂、含漱剂等）。

3. 按工艺类型和制备要求分类 医院制剂可分为普通制剂、无菌制剂、中药制剂。其中，无菌制剂是用灭菌方法或无菌操作方法制备的制剂。

4. 按药品类别分类 医院制剂可分为化学制剂、中药制剂、特殊制剂。其中特殊制剂是指经国家药品监督管理局批准配制的变态反应原制剂等。

5. 按依据标准及使用目的分类 医院制剂可分为标准制剂、非标准制剂、试用制剂（临时制剂）。标准制剂是按国家药品标准、地方药品标准、《中国医院制剂规范》和经省级药品监督管理部门批准的《医院制剂手册》等配制的制剂；非标准制剂是除上述药品标准外的，按医疗单位自行制定的处方、工艺、质量标准等配制的协定处方、经验处方及研究的制剂；试用制剂是指医疗机构的部分非标准制剂进行临床试用或科研应用，向省级药品监督管理部门申请取得"试"字批准文号的新制剂，又称临时制剂。

🔗 知识链接 ··

不得作为医疗机构制剂申报的品种

1. 市场上已有供应的品种。
2. 含有未经国家药品监督管理局批准的活性成分的品种。
3. 除变态反应原外的生物制品。
4. 中药注射剂。
5. 中药、化学药组成的复方制剂。
6. 麻醉药品、精神药品、医疗用毒性药品、放射性药品。
7. 其他不符合国家有关规定的制剂。

二、《医疗机构制剂配制质量管理规范》主要内容

医疗机构配制制剂必须遵循《医疗机构制剂配制质量管理规范》（Good Preparation Practice，GPP），对制剂配制的全过程实施科学的管理，以保证配制出合格的药品。《医疗机构制剂配制质量管理规范》包括总则、机构与人员、房屋与设施、设备、物料、卫生、文件、配制管理、质量管理与自检、使用管理、附则等共11章内

容。本节对GPP的主要内容作简要概括介绍。

（一）机构与人员

1. 医院制剂配制应在药剂部门设制剂室、药检室和质量管理组织。机构与岗位人员的职责应明确，并配备具有相应素质及相应数量的专业技术人员。

2. 制剂室和药检室的负责人应具有大专以上药学或相关专业学历，具有相应管理的实践经验。制剂室和药检室的负责人不得互相兼任。

3. 从事制剂配制操作及药检人员，应经专业技术培训，具有基础理论知识和实际操作技能。凡有特殊要求的制剂配制操作和药检人员还应经相应的专业技术培训。

4. 凡从事制剂配制工作的所有人员均应熟悉本规范，并应通过本规范的培训与考核。

（二）房屋与设施

1. 为保证制剂质量，制剂室要远离各种污染源。

2. 制剂室的房屋和面积必须与所配制的制剂剂型和规模相适应。应设工作人员更衣室。

3. 各工作间应按制剂工序和空气洁净度级别要求合理布局。

4. 制剂室应具有与所配制剂相适应的物料、成品等库房，并有通风、防潮等设施。

5. 中药材的前处理、提取、浓缩等必须与其后续工序严格分开，并应有有效的除尘、排风设施。

6. 根据制剂工艺要求，划分空气洁净度级别。洁净室（区）内空气的微生物数和尘粒数应符合规定，应定期检测并记录。

7. 洁净室（区）应维持一定的正压，并送入一定比例的新风。

8. 实验动物房应远离制剂室。

（三）设备与物料

1. 设备的选型、安装应符合制剂配制要求，易于清洗、消毒或灭菌，便于操作、维修和保养，并能防止差错和减少污染。

2. 用于制剂配制和检验的仪器、仪表、量具、衡器等的适用范围和精密度应符合制剂配制和检验的要求，应定期校验，并有合格标志。校验记录应至少保存1年。

3. 建立设备管理的各项规章制度，制定标准操作规程。设备应由专人管理，定期维修、保养，并作好记录。

4. 制剂配制所用物料的购入、储存、发放与使用等应制定管理制度。

5. 制剂的标签、使用说明书必须与药品监督管理部门批准的内容、式样、文字相一致，不得随意更改；应专柜存放，专人保管，不得流失。

（四）卫生与文件

1. 制剂室应有防止污染的卫生措施和卫生管理制度，并由专人负责。

2. 配制人员应有健康档案，并每年至少体检一次。传染病、皮肤病患者和体表有伤口者不得从事制剂配制工作。

3. 制剂室应有下列文件。①"医疗机构制剂许可证"及申报文件、验收、整改记录；②制剂品种申报及批准文件；③制剂室年检、抽验及监督检查文件及记录。

4. 医疗机构制剂室应有配制管理、质量管理的各项制度和记录。

5. 有关配制记录和质量检验记录应完整归档，至少保存2年备查。

（五）医院制剂配制管理

1. 配制规程和标准操作规程不得任意修改。如需修改，必须按制定程序办理修订、审批手续。

2. 每批制剂均应编制制剂批号，并应按投入和产出的物料平衡进行检查。

3. 配制操作中要防止制剂被污染和混淆。

4. 每批制剂均应有一份能反映配制各个环节的完整记录。

5. 新制剂的配制工艺及主要设备应按验证方案进行验证，所有验证记录应归档保存。

（六）医院制剂质量管理、自检和使用管理

1. 质量管理组织负责制剂配制全过程的质量管理。

2. 药检室负责制剂配制全过程的检验。

3. 质量管理组织应定期组织自检。自检应有记录并写出自检报告，包括评价及改进措施等。

4. 医院制剂应按药品监督管理部门制定的原则并结合剂型特点、原料药的稳定性和制剂稳定性试验结果规定使用期限。

5. 制剂配发必须有完整的记录或凭据。

6. 制剂使用过程中发现的不良反应，应予以记录，填表上报。保留病历和有关检验、检查报告单等原始记录至少1年备查。

案例分析

案例1：

某市药品监督管理部门突查某中医门诊部，查获400余袋无批准文号治肝药"转阴排毒丸"和60多瓶褐色水剂。这些药剂是该门诊部肝病和耳鼻喉专科用药，为非法生产，被认定为假药。

分析1：

医院配制制剂必须取得"医疗机构制剂许可证"和制剂批准文号。该案例不当之处在于：①医院未取得"医疗机构制剂许可证"；②未取得转阴排毒丸生产批准文号。

案例2：

患儿朱某，男，10岁，因扁桃体炎到某医院就诊。予以青霉素加氯化钠注射液静脉滴注，出现口干、烦躁、嘴唇青紫、呼吸急促现象，后经抢救无效死亡。经调查发现，朱某注射的青霉素加氯化钠注射液为医院自制，且相关毒素超标18倍，质量不合格。

分析2：

医疗机构配制的制剂，应当是市场上没有供应的品种。医院制剂应检验合格后方能使用。该案例不当之处在于：①青霉素加氯化钠注射液是市场上供应充足的品种；②制剂必须经检验合格才能使用。

🔗 **知识链接**

"医疗机构制剂许可证"与制剂批准文号

1. "医疗机构制剂许可证"分正本和副本。正、副本具有同等法律效力，有效期为5年。有效期届满需要继续配制制剂的，医疗机构应当在有效期届满前6个月，向原发证机关申请换发"医疗机构制剂许可证"。

2. "医疗机构制剂许可证"编号方法及代码为"省汉字简称+年号+四位数字顺序号+大写字母"。大写字母为医疗机构类别代码，按H、Z、Q顺序填写。H为化学药，Z为中成药，Q为其他。

3. 医疗机构制剂批准文号的有效期为3年。有效期届满需要继续配制的，申请人应当在有效期届满前3个月按照原申请配制程序提出再注册申请，报送有关资料。

4. 医疗机构制剂批准文号的格式为"X药制字H（Z）+4位年号+4位流水号"。X为省、自治区、直辖市简称，H为化学制剂，Z为中药制剂。

5. 医疗机构配制的中药制剂品种，应当依法取得制剂批准文号。但是，仅应用传统工艺配制的中药制剂品种，向医疗机构所在地省、自治区、直辖市人民政府药品监督管理部门备案后即可配制，不需要取得制剂批准文号。

第二节　常用医院制剂

一、普通制剂

普通制剂是医院配制的主要制剂，通常指除无菌制剂以外的化学药物制剂，具有剂型多、品种多、产量小、使用周期短、供应及时、与临床结合紧密等特点。大多数医院的普通制剂涉及的剂型主要有溶液剂、混悬剂、酊剂、软膏剂、散剂、片剂、胶囊剂、滴耳剂、滴鼻剂、膜剂等。

（一）溶液剂

1. 溶液剂的含义　溶液剂是指药物溶解于适宜溶剂中制成的澄清液体制剂，供口服或外用，溶剂多为水，也可用不同浓度乙醇、油或其他液体为溶剂。口服液体制剂的常用溶剂为纯化水，并用新鲜纯化水配制。常见的医院制剂品种有氯化钾口服液、复方碘溶液、戊二醛消毒液、过氧化氢溶液、复方硼砂溶液等。

2. 制备方法　主要有溶解法、稀释法和化学反应法，化学反应法比较少用。根据需要可以加入增溶剂、助溶剂、着色剂、矫味剂等附加剂。口服溶液剂和灭菌外用溶液剂应在洁净度不低于C级的环境中配制，而非灭菌外用溶液剂则应在洁净度不低于D级的环境中配制。

（二）混悬剂

1. 混悬剂的含义　混悬剂是指难溶性固体药物以微粒状态分散于液体分散介质中形成的非均相液体制剂。其中包括的干混悬剂是指难溶性固体药物与适宜的辅料制成的粉状物或颗粒状物，临用时加水振摇即可分散成混悬液。混悬剂可以内服、外用、注射、滴眼等，皮肤科外用品种居多。混悬剂的分散介质多为水，也可用植物油，使用前需充分摇匀。毒性药物或剂量小的药物不宜制成混悬剂。常见的医院制剂品种有复方硫洗剂、小儿痱子洗剂、氧化锌洗剂、炉甘石洗剂。

2. 制备方法　主要有分散法和凝聚法。根据需要可在混悬剂中加入适量助悬剂、润湿剂、稳定剂、防腐剂、着色剂和矫味剂等，口服混悬剂应在洁净度不低于C级的环境中配制；外用混悬剂应在洁净度不低于D级的环境中配制。

（三）酊剂

1. 酊剂的含义　酊剂是指药物用规定浓度的乙醇提取或溶解而制成的澄清液体制剂。亦可用流浸膏稀释制成。酊剂多供内服，少数外用。酊剂应置遮光容器内密闭，阴凉处贮存。除另有规定外，含有毒性药的酊剂，每100ml应相当于原药物10g；其他酊剂，每100ml相当于原药物20g。酊剂有效成分含量高，服用剂量小，易保存。

但乙醇本身具有一定的药理作用，其应用受到一定限制。常用的酊剂有碘酊、复方樟脑酊。

2. 制备方法　酊剂的制备方法有溶解法、稀释法、浸渍法和渗漉法。

（四）软膏剂

1. 软膏剂的含义　软膏剂是指药物与适宜基质混合制成的均匀的半固体外用制剂。常用基质分为油脂性、水溶性和乳剂型基质，其中用乳剂基质制成的软膏剂称为乳膏剂。药物粉末含量一般在25%以上的软膏剂又称糊剂。软膏剂多用于慢性皮肤病，具有保护创面、润滑皮肤和局部治疗作用；软膏中的药物透皮吸收，也可产生全身治疗作用。常用的制剂有水杨酸软膏、清凉油、水杨酸乳膏等。

2. 制备方法　软膏剂的制法有研和法、熔和法、乳化法。软膏剂灌装应在洁净度不低于C级的环境中进行。

制备工艺流程为：药物、基质处理→配制→质检→灌装→封口→包装。

（五）散剂

1. 散剂的含义　散剂是指药物与适宜的辅料经粉碎、均匀混合而制成的干燥粉末状制剂。散剂除作为药物的一种剂型外，也可作为其他固体剂型如片剂、丸剂、胶囊剂等的原料。散剂易分散、起效迅速、制备工艺简单、运输携带方便，便于婴幼儿与老年人服用。易吸湿、易氧化、刺激性大、含挥发性成分多且剂量大的药物不宜制成散剂。

散剂按照药物组成可分为单散剂和复方散剂；按照用途分为内服散剂和外用散剂，有的散剂即可内服又可外用；按照剂量可分为分剂量散剂和不分剂量散剂。常用的有口服补液盐、痱子粉等。

2. 制备方法　一般散剂需经粉碎、过筛、混合（复方制剂）、分剂量及包装等步骤而得。散剂应在洁净度不低于D级的环境中配制，散剂中可含或不含辅料，内服散剂根据需要可加矫味剂、芳香剂和着色剂。制备含有毒性药物或药物剂量小的散剂时，应采用配研法混匀并过筛。除另有规定外，内服散剂应为细粉，局部用散剂应为最细粉。用于创伤和烧伤的局部用散剂应无菌。

一般散剂的制备工艺流程为：粉碎→过筛→混合→分剂量→包装。

（六）片剂

1. 片剂的含义　片剂是指药物与适宜的辅料均匀压制而成的圆片状或异形片状的固体制剂。片剂生产机械化、自动化程度高，产量大，成本低，卫生条件易于控制，易达到GMP的要求。而且分剂量准确，质量稳定，运输、携带、使用方便，可供内服和外用，是目前临床应用最广泛的剂型之一。随着片剂生产新技术、新工艺、新辅料和新设备的不断应用，片剂的类型和品种也不断增加，除了口服普通片，另有含片、舌下片、口腔贴片、咀嚼片、分散片、可溶片、肠溶片、缓释片、控释片、泡腾片、阴道片、阴道泡腾片等。片剂的缺点为：婴幼儿和昏迷患者不易吞服；某些中药片剂易引湿受潮；含挥发性成分的片剂，久贮后含量会下降；有的片剂溶出度及生物利用度相对较低。常用片剂有复方黄连上清片等。

2. 制备方法　主要有干法制粒压片法、湿法制粒压片法和直接压片法。最常用的是湿法制粒压片法。片剂应在洁净度不低于D级的环境中制备。

湿法制粒压片法的制备流程为：粉碎→过筛→混合→制软材→制粒→干燥→整粒→混合→压片→（包衣）→包装。

? 课堂问答 ─────────────────────────

1. 制备软膏剂时，基质如何选用？
2.《中华人民共和国药典》（2020年版）对药物粉末分等是怎样规定的？
3. 片剂制粒的目的是什么？

─────────────────────────────────

（七）胶囊剂

胶囊剂是指药物与适宜辅料充填于空心胶囊或密封于软质囊材中制成的固体制剂。胶囊剂分为硬胶囊、软胶囊（胶丸）、肠溶胶囊、缓释胶囊、控释胶囊，主要供口服用，也可用于直肠、阴道等部位。胶囊剂应在洁净度不低于D级的环境中制备。常用胶囊剂有宁志胶囊等。

不宜制成胶囊剂的药物：①药物的水溶液或稀乙醇溶液，可使胶囊壁溶化；②易溶性药物及小剂量刺激性药物，因其在胃中溶解后局部浓度过高而对胃黏膜产生较强刺激性；③易风化的药物，可使胶囊壁软化；④吸湿性强的药物，可使胶囊壁干燥变脆。

（八）滴耳剂

滴耳剂是指药物与适宜辅料制成供滴耳用的液体制剂。亦可以固态药物形式包装，另备溶剂，在临用前配成澄清溶液或混悬液。滴耳剂一般以水、乙醇、甘油为溶剂，为达到更好的药效，常用混合溶剂。滴耳剂中常加入溶菌酶、透明质酸酶等，能液化炎症时产生的黏稠分泌物，促进药物分散，加速肉芽组织再生。

多剂量包装的滴耳剂，除另有规定外，应不超过10ml，在洁净度不低于D级的环境中配制。用于耳部伤口的滴耳剂应无菌，并不得加抑菌剂，且密封于单剂量包装容器中，应在洁净度不低于B级的环境中制备。常用的有硼酸滴耳液、碳酸氢钠滴耳液。

（九）滴鼻剂

滴鼻剂是指药物与适宜辅料制成供鼻腔用的澄清溶液、混悬液或乳状液。也可以固态药物形式包装，另备溶剂，在临用前配成溶液或混悬液的制剂。滴鼻剂能产生全身或局部效应。滴鼻剂多以水、丙二醇、液状石蜡、植物油为溶剂，pH一般为5.5~7.5。滴鼻剂应无刺激，对鼻膜及其纤毛的功能不应产生副作用。滴鼻剂如为水性溶液通常应为等渗。多剂量包装的滴鼻剂，除另有规定外，应不超过10ml。滴鼻剂应在洁净度不低于D级的环境中制备。常用的有复方呋喃西林滴鼻液、复方薄荷脑滴鼻液等。

二、无菌制剂

（一）概述

无菌制剂是指法定药品质量标准中列有无菌检查项目的制剂。无菌制剂根据制剂主药的性质及除菌技术的不同，分成灭菌制剂与无菌操作制剂两类。灭菌制剂指用某一物理或化学方法杀灭或除去所有活的微生物繁殖体和芽孢的药物制剂，如葡萄糖注射液、氯霉素滴眼液等。无菌操作制剂指在无菌环境中采用无菌操作方法或技术来制备的不含任何活的微生物繁殖体和芽孢的药物制剂，如注射用青霉素、注射用辅酶A等。

无菌制剂因其生产条件、制备工艺、质量要求等比普通制剂要求更为严格，而大多数医疗机构由于条件限制，难以达到生产要求。所以无菌医院制剂品种已大为减少，本节对无菌制剂只作简要介绍。

（二）常用的灭菌方法

1. 物理灭菌法　包括干热灭菌法、湿热灭菌法、紫外线灭菌法、滤过除菌法、辐射灭菌法、微波灭菌法等。

2. 化学灭菌法　是用化学药品直接作用于微生物而将其杀灭的灭菌法，包括气体灭菌法、化学杀菌剂灭菌法。

（三）无菌制剂的分类及质量要求

1. 无菌制剂的分类　无菌制剂根据给药方式、给药部位、临床应用等特点可分为注射剂（如小容量注射剂、大容量输液、冻干粉针剂等）；眼用制剂（如滴眼液、眼膏、眼用凝胶、眼用膜剂等）；植入制剂（如植入片、植入微球等）；创面用制剂（用于外伤、烧伤以及溃疡等创面的溶液、凝胶、软膏和气雾剂等）；手术用制剂（如冲洗剂、止血海绵剂和骨蜡等）等。

2. 无菌制剂的质量要求　除应符合制剂的一般要求外，还必须符合下列各项质量要求：①无菌；②无热原；③可见异物及不溶性微粒应符合《中国药典》（2020年版）规定；④安全性高，具有良好的生物相容性，对机体无毒、无刺激性；⑤渗透压应与血浆渗透压相同或接近，输液要求与血液相同的等张性；⑥pH一般控制在4~9；⑦具有物理稳定性和化学稳定性，确保产品在贮存期内安全有效；⑧降压物质应符合规定。

（四）无菌制剂的主要剂型

1. 注射剂　注射剂是指药物制成的供注入体内的无菌溶液、乳状液或混悬液，以及供临用前配成溶液或混悬液的无菌粉末或浓溶液。注射剂可分为注射液、注射用无菌粉末与注射用浓溶液。如氯化钠注射液、静脉注射脂肪乳、维生素C注射液、注射用细胞色素C等。

2. 滴眼剂　滴眼剂是指药物与适宜辅料制成供滴眼用的无菌水性、油性澄明溶液、混悬液或乳状液，也包括眼内注射溶液。也可将药物以粉末、颗粒、块状或片状形式包装，另备溶剂，在临用前配成澄明溶液或混悬液。用于眼外伤和术后的滴眼剂，按注射剂生产工艺制备，分装于单剂量容器中密封或熔封，最后灭菌，不得加抑菌剂与抗氧剂。主药性质不稳定的药物，以严格的无菌操作法制备。一般滴眼剂，若药物性质稳定，可大瓶包装灭菌后，在无菌操作条件下分装；主药性质不稳定者，按无菌操作法制备，可加入抑菌剂。滴眼剂的黏度控制在4.0~5.0Pa·s可提高疗效。常用滴眼剂有氯霉素滴眼液、醋酸可的松滴眼液等。

三、中药制剂

医疗机构中药制剂是医疗机构根据本单位临床需要经批准而配制、自用的固定的中药处方制剂。

（一）中药制剂的原料

制备中药制剂的原料包括中药材、中药饮片、中药提取物（总提取物、有效部位、有效成分）。

1. 中药材　来源于植物、动物、矿物，经过简单加工或未经加工而取得药用部位的生药材。《中华人民共和国药品管理法》规定"城乡集贸市场可以出售中药材"。

2. 中药饮片　《中华人民共和国药典》（2020年版）对中药饮片定义为：药材经过炮制后可直接用于中医临床或制剂生产使用的处方药品。

3. 中药提取物　凡是经过一定的提取方式从植物、动物、矿物中获得的用于制剂生产的挥发油、油脂、浸膏、流浸膏、干浸膏、有效成分、有效部位等均为提取物。有效部位是指从单一植物、动物、矿物等物质中提取的一类或数类成分组成的提取物，其中结构明确成分的含量应占提取物的 50% 以上。有效成分是指从植物、动物、矿物等物质中提取得到的天然的单一成分，其单一成分的含量应当占总提取物的 90% 以上。

（二）中药制剂剂型的选择

1. 根据药物性质　中药制剂多为复方，所含成分复杂。剂型选择必须考虑不同有效或活性成分的含量、溶解性、稳定性等。一般而言不被胃肠道吸收、易被胃肠道破坏、对胃肠道有刺激性或因肝脏首过效应易失效者均不宜设计为口服制剂。对热和在水中不稳定的药物，可制成冻干粉针剂。

2. 根据临床防治需要　病有缓急，证有表里，因病施治，对症下药，方能取得满意效果。因此药物剂型必须满足临床需要。如急症患者，要求起效迅速，宜选用注射剂、气雾剂、舌下片等；慢性疾病患者宜选用丸剂、片剂及缓释制剂等。

3. 根据生产和方便性要求　在满足临床需要和药物本身性质外，剂型选择还应考虑便于服用、生产、携带、运输、储存。

（三）常用的传统中药制剂

中药制剂生产一般经中药材净制、切制、炮炙、粉碎、提取、分离与精制、浓缩、制剂等步骤而得。其中的提取、分离技术比化学药物的提取分离要求更高。前述介绍了普通制剂的一些剂型，这里主要介绍几种常用的传统中药制剂。

1. 合剂　合剂是指饮片用水或其他溶剂，采用适宜的方法提取制成的口服液体制剂。单剂量包装者也称口服液。中药合剂是在汤剂的基础上经精制、浓缩，并加入适宜的防腐剂、芳香矫味剂等制成，克服了汤剂临用时制备的麻烦，浓度较高、剂量较小，质量相对稳定，便于服用、携带和保存，适合工业生产。但合剂的组方固定，不能随证加减。中药合剂应澄清，不得有酸败、异物、产生气体或其他变质现象，允许有少量轻摇易散的沉淀。pH、相对密度、装量及微生物限度应符合要求。

制备流程为：中药材→提取→精制或纯化→浓缩→配液→过滤→灌封→灭菌与检漏→质量检查→贴签与包装→成品。

2. 丸剂　丸剂是指药材细粉或提取物加适宜的黏合剂或其他辅料制成的球形或类球形制剂。常加入润湿剂、黏合剂、吸收剂等辅料以便成型。按赋形剂不同，丸剂可分为水丸、蜜丸、水蜜丸、浓缩丸、糊丸、蜡丸等；按制法不同，丸剂可分为泛制丸、塑制丸、滴制丸。泛制法制备水丸及部分水蜜丸、浓缩丸、糊丸等；塑制法制备蜜丸及部分糊丸、浓缩丸等；滴制法制备滴丸。

传统丸剂溶散、释药缓慢，可延长药效，适用于慢性疾病治疗和调理气血；新型水溶性基质滴丸起效迅速，可用于急救；贵重、芳香及不宜久煎的药物宜制成丸剂使用；丸剂可降低毒性与不良反应，减少刺激性，提高药物稳定性；但某些传统品种剂量大，服用不便，尤其是儿童。丸剂外观应圆整均匀、色泽一致，并进行水分、溶散时限等项目的检查，其含量、微生物限度等符合要求。

泛制法工艺流程为：药物细粉→起模→成型→盖面→干燥→筛选→包衣与打光→成品。

🔗 **知识链接** ···

中药制剂的发展

中医药在我国已有数千年的历史，我国早期的医药经典文献《黄帝内经》中就有汤、丸、散、药酒、膏等药物剂型记载。对药物剂型的作用特点和临床选用方面，《神农本草经》中载有："药性有宜丸者、宜散者、宜水煮者、宜酒渍者、宜膏煎者、亦有一物兼宜者。亦有不可入汤酒者，并随药性，不得违越。"随着现代科学技术和方法的运用，研制开发了大量的中药新剂型，如中药注射剂、颗粒剂、栓剂等，丰富和发展了中药制剂的品种，提高了中药制剂的疗效。但我国的中药制剂要走向世界，仍是一项十分艰巨的任务。

3. 颗粒剂　颗粒剂是指药物或药材提取物与适宜的辅料或药材细粉制成的具有一定粒度的干燥颗粒状制剂。颗粒剂曾称为冲剂或冲服剂，即可冲入水中饮服，也可直接吞服。根据需要可加入适宜的辅料，如稀释剂、黏合剂、分散剂、着色剂及矫味剂等。中药颗粒剂是在汤剂、散剂和糖浆剂的基础上发展起来的新剂型。随着现代制药工业的不断发展，中药颗粒剂的品种不断增多，质量明显提高。颗粒剂可分为可溶颗粒（水溶和酒溶）、混悬颗粒、泡腾颗粒、肠溶颗粒、缓释颗粒、控释颗粒、无糖颗粒等。加糖粉的颗粒剂，具有糖浆剂的某些特点，味甜，患者易接受；而禁糖患者可选用无糖型颗粒剂。颗粒剂要求：粒径大小均匀、色泽一致；干燥、无吸潮、结块等现象；检查项目、含量、微生物等符合要求。

制备流程为：药物、辅料→粉碎→过筛→混合→制粒→干燥→整粒→质量检查→包衣→分剂量→成品。

4. 流浸膏剂与浸膏剂　流浸膏剂与浸膏剂是指药材用适宜的溶剂提取，蒸去部分或全部溶剂，调整至规定浓度而制成的制剂。除另有规定外，流浸膏剂每1ml相当于原药材1g，浸膏剂每1g相当于原药材2~5g。浸膏剂分为稠浸膏和干浸膏，稠浸膏为半固体状，含水量为15%~20%；干浸膏为粉末状，含水量约为5%。流浸膏剂与浸膏剂制备时都要经过加热浓缩处理，故对热不稳定的药物不适用。除少数品种直接用于临床外，流浸膏剂多为配制酊剂、合剂、糖浆剂等的原料，浸膏剂一般多用作制备颗粒剂、片剂、丸剂、栓剂、软膏剂等的原料。

制备流程为：中药材→提取→过滤→浓缩→收膏→调整浓度（干燥）→分装→质量检查→贴签与包装→成品。

5. 膏药　膏药是指饮片、食用植物油与红丹（铅丹）或官粉（铅粉）炼制成膏料，摊涂于裱褙材料上制成的供皮肤贴敷的外用制剂。加红丹（铅丹）炼制的为黑膏药，较为常用；加官粉（铅粉）炼制的为白膏药。膏药为油润固体，用前需烘软，通常贴于患处，亦可贴于经络穴位，发挥保护、封闭及拔毒生肌、收口、消肿止痛等局部作用；或经透皮吸收，发挥药物的祛风散寒、行滞祛瘀、通经活络、强壮筋骨等功效，治疗跌打损伤、风湿痹痛等，以弥补内服药的药力不足。

制备流程为：药料处理→提取→炼油→下丹成膏→去"火毒"→摊涂膏药。

⊗ 知识链接 ··

不纳入医疗机构中药制剂管理范围的情况

1. 中药加工成细粉，临用时加水、酒、醋、蜜、麻油等中药传统基质调配、外用，在医疗机构内由医务人员调配使用。
2. 鲜药榨汁。
3. 受患者委托，按医师处方（一人一方）应用中药传统工艺加工而成的制品。

第三节　医院制剂的质量管理

一、医院制剂的质量标准

药品必须符合国家药品标准。国家药品标准包括《中华人民共和国药典》（2020年版）、药品标准和药品注册标准。为保证医院制剂质量，保障药品安全、有效，医院制剂配制和质量管理以《医疗机构制剂配制质量管理规范》为基本准则，适用于制剂配制的全过程。标准制剂，其质量标准和检查方法按照《中华人民共和国药典》

（2020年版）和药品标准执行。非标准制剂和临时制剂由医疗机构自行参照相关标准制定质量标准及检查方法，并报省级药品质量监督管理部门批准后方可执行。

📎 **知识链接** ··

国家药品标准

1.《中华人民共和国药典》（2020年版）由国务院药品监督管理部门颁布，国家药典委员会负责制定和修订。

2. 药品标准为《中华人民共和国卫生部药品标准》或《国家食品药品监督管理局国家药品标准》，亦简称为"部颁标准"或"局颁标准"，收载当时《中华人民共和国药典》未予收载的品种。

3. 药品注册标准是指国家药品监督管理部门批准给申请人特定药品的标准。

二、医院制剂质量检测基本程序

医院制剂质量检测流程如下（图5-1）。

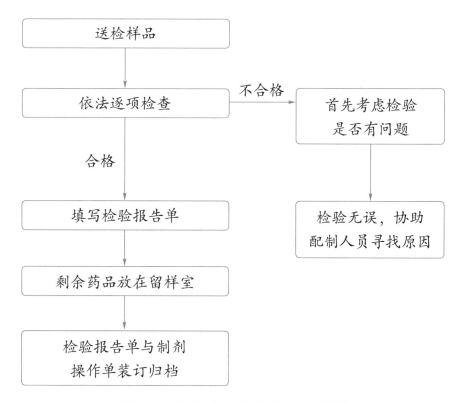

图5-1 医院制剂质量检测流程图

1. 制剂室送检品，并填写"检品登记"。检品取样应均匀、合理，具有代表性。取样量为一次全项检查所需量的3倍，同时注明品名、规格、批号、数量、来源、取样日期及取样人等。

2. 依法逐项检查，分别为性状、鉴别、检查、含量测定等。若有不合格品，应首先考虑检验是否有问题，如确实无误，则应协助配制人员寻找原因，完整、真实、具体地填写原始记录。原始记录包括检品名称、规格、批号、数量、来源、生产单位；取样日期、检验日期；检验依据、检验项目、操作步骤、检验数据、计算结果、结果判定；检验人、复核人签章等内容。

3. 留样样品数量不得少于一次检验用量，并且保存不得少于1年。

4. 填写检验报告单。检验报告单要完整、简洁、结论明确，包括检品名称、规格、批号、数量、来源、生产单位；取样日期、报告日期；检验依据、检验项目、检验结果、结论；检验人、复核人及负责人签章等内容。该报告单一式两联，一联送制剂室，另一联保存留档。

5. 样品检验合格后，将检验报告单与制剂操作单装订归档，该批产品即可在院内使用。

6. 制剂检验原始记录应保存5年，制剂检验报告单保存至超过药品有效期1年，不得少于3年。

三、医院制剂质量检测方法

药品的质量检测项目一般包括外观、性状、鉴别、检查、含量测定等。具体的检测内容有重（装）量差异、含量均匀度、pH、粒度、溶化性、水分、干燥失重、崩解时限、溶散时限、乙醇量检查、含量测定等。根据药物的性质不同及药物剂型的质量要求不同，各制剂依据质量标准进行不同的项目检查。制剂理化性质的检查项目使用的检测方法主要有滴定分析法和仪器分析法。

1. 滴定分析法　滴定分析法是将一种已知准确浓度的试剂溶液（标准溶液）滴加到被测物质溶液中，根据完成化学反应所消耗的标准溶液来确定被测物质的量的分析方法。该法使用的仪器设备简单、操作简便，还具有方便、迅速、准确等优点，特别适合于常量组分测定。一般测定的相对误差可达0.1%左右。根据化学反应类型和使用试剂的不同，通常滴定分析法分为酸碱滴定法、络合滴定法、氧化还原滴定法、沉淀滴定法和非水滴定法等方法。

2. 仪器分析法　仪器分析法是指采用比较复杂或特殊的仪器设备，通过测量物质的某些物理或物理化学性质的参数及其变化，直接进行定性、定量、结构和形态分析的方法。该法灵敏度高，适用于微量、痕量分析，选择性好，快速、准确，但仪器设备较复杂，价格较昂贵。仪器分析法主要包括pH测定法、旋光度测定法、折光率测定法、分光光度法、气相色谱法、高效液相色谱法等方法。

◎ 案例分析

案例：

某医疗机构取得"医疗机构制剂许可证"和活血壮骨丸制剂批准文号后，加工配制了一批传统中药制剂活血壮骨丸，经自检合格后入库。此后该医疗机构门诊中药房全部领用该批活血壮骨丸。受监管部门委托，某省级药品检验机构对该医疗机构门诊中药房储存、使用的活血壮骨丸进行抽检。检验结果显示，活血壮骨丸"检查"项下"微生物限度"不符合标准规定。监管部门派出执法人员对该医疗机构进行现场检查。经查，该医疗机构制剂配制过程符合法定要求，但药品储存不当导致该制剂微生物限度轻微超标。

分析：

药品是一种特殊的商品，与人民群众生命健康息息相关。药品质量关系到临床用药的安全性、有效性。因此医院制剂的质量管理应贯穿制剂配制全过程，同时做好物料、中间品、成品的质量检验工作，确保药品经检测合格后，方能投入使用。

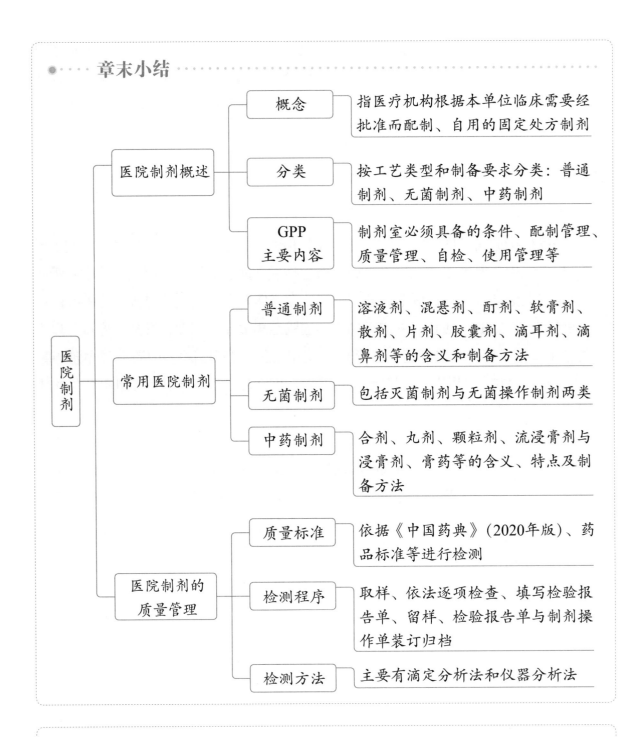

1. 常用医院制剂有哪些？其特点和制备方法是什么？

2. 简述医院制剂质量检测的基本程序。

3. 医院制剂质量检测方法有哪些？

（陈燕军）

第六章
静脉用药集中调配

学习目标

知识目标

- 掌握　静脉用药集中调配的概念和基本要求。
- 熟悉　静脉用药集中调配的工作流程。
- 了解　生物安全柜和层流洁净台的使用方法。

技能目标

- 熟练掌握　静脉用药中肠外营养液的混合调配操作顺序。
- 学会　静脉用药集中调配技术。

情境导入

情境描述：

　　1995 年 10 月，卫生部医院管理研究所药事管理研究部对医院药学进行全面调研发现：①静脉用药在病房（区）加药混合调配存在用药安全隐患；②输液用量远大于发达国家输液用量；③无药师对处方适宜性审核；④在病房（区）内开放加药调配，输液成品易受影响；⑤对环境污染和护理人员的身体健康有较大影响。

学前导语：

　　针对以上问题，"静脉用药集中调配"的概念于 1999 年引入了我国。2010 年 4 月 20 日，卫生部医政司颁布《静脉用药集中调配质量管理规范》，同时附《静脉用药集中调配操作规程》。近年来，随着医疗卫生事业快速发展，人民群众用药需求不断增加，对静脉用药调配中心的建设与管理提出了新要求。2021 年 12 月 20 日国家卫生健康委办公厅印发《静脉用药调配中心建设与管理指南（试行）》，进一步加强医疗机构静脉用药调配中心的建设与管理，保障用药安全，促进合理用药。本章将带领大家进入静脉用药集中调配内容的学习，熟悉静脉用药集中调配的工作流程。

第一节　静脉用药集中调配概述

一、静脉用药集中调配的概念和意义

（一）静脉用药集中调配的概念

静脉用药集中调配是指医疗机构药学部门根据医师处方或用药医嘱，经药师进行适宜性审核干预，由药学专业技术人员按照无菌操作要求，在洁净环境下对静脉用药进行加药混合调配，使其成为可供临床直接静脉输注使用的成品输液的过程。

2010年卫生部印发的《静脉用药集中调配质量管理规范》和2021年国家卫生健康委办公厅印发的《静脉用药调配中心建设与管理指南（试行）》都表明，药师是用药医嘱审核的第一责任人，应当按照有关规定审核静脉用药医嘱，干预不合理用药；参与静脉用药使用评估；为医务人员提供相关药品信息与咨询服务，宣传合理用药知识。

静脉用药调配中心（pharmacy intravenous admixture service，PIVAS）是医疗机构为患者提供静脉用药集中调配专业技术服务的部门。通过静脉用药处方医嘱审核干预、加药混合调配、参与静脉输液使用评估等药学服务，为临床提供优质可直接静脉输注的成品输液。由药学部门统一管理，医疗机构药事管理与药物治疗学委员会（组）负责组织对其进行监督和检查。应注意的是，静脉用药集中调配不是药物制剂，属于药学专业中药品调剂的一部分，其业务归属是药学部门。

🔗 知识链接

静脉用药调配中心的发展

静脉输液因其疗效迅速、生物利用度高、输入速度和量可控等优点，成为临床抢救和治疗患者的重要措施。传统静脉输液加药工作是病区护士在各自治疗室完成，处于半开放状态，医院无法对静脉用药进行全面监督，易造成药品浪费、配伍不合理、环境污染和护理人员身体损害等问题。

1969年，美国俄亥俄州立大学医院成立了世界上第一个静脉用药调配中心，经过五十多年的发展，静脉药物调配工作已成为国外医院药师的重要工作内容之一。1999年，百特公司将"静脉用药调配中心集中配置"概念引入中国。2001年，百特公司配合卫生部建立了中国第一家三甲医院PIVAS。

（二）静脉用药集中调配的意义

1. 加强对药品使用环节的质量控制，保证药品质量体系的连续性，提高患者用药安全性、有效性、经济性，实现医院药学由单纯供应保障型向技术服务型的转变，实现以患者为中心的药学服务模式，提升静脉药物治疗水平。

2. 保证静脉输注药物的无菌性，防止微粒污染，同时，可以解决不合理用药现象，减少药物浪费，降低成本，确保药物相容性和稳定性，将给药错误降至最低。由于净化空气装置的防护作用，可以防止危害药物对护士、药师的职业伤害。

🔘 **课堂问答**

根据静脉用药集中调配的概念和意义，请大家思考：静脉用药调配中心（室）中药师的工作职责有哪些？

二、静脉用药调配中心（室）的管理

（一）人员的基本要求

静脉用药调配中心（室）应当按照规定，配备数量适宜、结构合理的药学专业技术人员和工勤人员，一般可按照每人每日平均调配70~90袋（瓶）成品输液的工作量配备药学专业技术人员。负责人应具有药学专业本科及以上学历，本专业中级及以上专业技术职务任职资格，具有药品调剂工作经验和管理能力；负责用药医嘱审核的人员应当具有药学专业本科及以上学历、药师及以上专业技术职务任职资格、具有3年及以上门（急）诊或病区处方调剂工作经验，接受过处方审核相关岗位的专业知识培训并考核合格；负责摆药贴签核对、加药混合调配的人员，原则上应当具有药士及以上专业技术职务任职资格；负责成品输液核查的人员，应当具有药师及以上专业技术职务任职资格，不得由非药学专业技术人员从事此项工作。

从事静脉用药集中调配工作的药学专业技术人员，均应当经岗位专业知识和技术操作规范培训并考核合格，每年应当接受与其岗位相适应的继续教育。至少进行一次健康检查，建立健康档案。对患有传染性疾病、其他可能污染药品的疾病或患有精神性疾病等不宜从事药品调配工作的人员，应当调离工作岗位。

（二）环境和设备的基本要求

静脉用药调配中心（室）经国家法定部门认证合格，法定检测部门检测合格后方可投入使用。其选址应当远离污染源，不宜设置在地下室或半地下室，宜设于人员流动较少的安静区域，且便于成品输液的运送。静脉用药调配中心（室）应符合消防要求，如配备消防设施设备、应急灯、烟感探测、喷淋系统、排烟系统等。此外，使用面积应与日调配工作量相适应，整体布局、各功能区设置合理，主要包括洁净区、非洁净控制区和辅助工作区，在不同区域之间形成合理的缓冲衔接和人流与物流走向合理，不得交叉。

洁净区主要包括调配操作间、一次更衣室、二次更衣室及洗衣洁具间；非洁净控制区主要包括普通更衣室，清洁间，用药医嘱审核、打印输液标签、贴签摆药、成品输液核查与包装和配送等区域；辅助工作区主要包括药库、物料贮存库、药品脱外包区、转运箱和转运车存放区以及综合性会议示教休息室等，配套的空调机房、淋浴室和卫生间也在辅助工作区，但属于污染源区域。

净化系统要求包括洁净级别要求：一次更衣室、洗衣洁具间为D级（十万级），二次更衣室、调配操作间为C级（万级），生物安全柜、水平层流洁净台为A级（百级）；换气次数要求：D级（十万级）≥15次/h，C级（万级）≥25次/h；各房间静压差要求等。

三、静脉用药调配中心（室）的基本设施

（一）清洁、消毒

1. 地面消毒剂的选择与制备　5%次氯酸钠为强碱性溶液，用于地面消毒为1%的溶液，必须在使用前新鲜配制，注意处理分装高浓度5%次氯酸钠溶液时，必须戴口罩和防护手套；季铵类阳离子表面活性剂有腐蚀性，禁与肥皂水及阴离子表面活性剂使用，应当在使用前新鲜配制；甲酚皂溶液有腐蚀性，用于地面消毒时为5%的溶液，应当在使用前新鲜配制。消毒剂应当定期轮换使用，防止耐药菌株的产生。

2. 静脉用药调配中心（室）的卫生管理　各操作室不得存放与该室工作性质无关的物品，不准在静脉用药调配中心（室）用餐或放置食物，每日工作结束后应及时清场，各种废弃物必须每天及时处理。

（二）基本设施

静脉用药调配中心（室）应当配置水平层流洁净台、生物安全柜、医用冷藏柜等

相应设备。水平层流洁净台和生物安全柜应当符合国家标准，生物安全柜应当选用Ⅱ级A2型号。水平层流洁净台和生物安全柜应每年进行一次各项参数的检测，并根据检测结果进行维护和调整。

1. 生物安全柜　主要是用于危害药品（包括放化疗药品）和抗生素类药品的调配操作平台。生物安全柜属于垂直层流台，通过层流台顶部的高效过滤器，可以过滤99.99%的0.3μm以上的微粒，使操作台空间形成局部A级的洁净环境，并且通过工作台四周的散流孔回风形成相对负压，因此，不应当有任何物体阻挡散流孔，例如手臂等。用于调配危害药品的生物安全柜，应当加装活性炭过滤器用于过滤排出有害气体。

每天调配操作前30分钟，按操作规程启动，并确认水平层流洁净台和生物安全柜处于正常工作状态。用蘸有75%乙醇溶液的无纺布，从上到下、从内到外擦拭各个部位。在调配过程中，每完成一组（批）混合调配操作后，应立即清场，用蘸有75%乙醇溶液的无纺布擦拭台面，不得留有与下一批调配无关的药品、余液、用过的注射器和其他物品。每天操作结束后清除遗留物及废物，进行清洁和消毒。

> **知识链接**
>
> 生物安全柜的操作
>
> 1. 由1~2名操作人员先提前30分钟启动生物安全柜循环风机和紫外线灯，关闭前窗至安全线处，30分钟后关闭紫外线灯，然后用75%乙醇溶液擦拭生物安全柜的顶部、两侧及台面，顺序为从上到下、从里到外进行消毒，然后打开照明灯后方可进行调配。
>
> 2. 紫外线启动期间不得进行调配，工作人员应当离开操作间。
>
> 3. 生物柜内所有操作，必须在离工作台外沿20cm、内沿8~10cm，并离开台面至少10~15cm区域内进行。
>
> 4. 药品或物品不得阻挡生物安全柜散流孔，操作前将防护玻璃下拉至指定位置。
>
> 5. 应每3个月对生物安全柜表面进行一次微生物检测。常采用压印采样法，亦称接触碟法，采样时打开平皿盖，使培养基表面与采样面直接接触，并均匀按压接触平皿底板，确保其均匀充分接触，接触约5秒，再盖上平皿盖，立即送检验科检测判定。

2. 水平层流洁净台　主要是用于电解质类药物、肠外营养液等的调配操作平台。物品在水平层流洁净台上的正确放置与操作，是保证洁净台工作质量的重要因素。从水平层流洁净台吹出来的空气是经过高效过滤器过滤、已除去99.99%直径0.3μm以上的微粒，并确保流向和流速。

🔗 **知识链接** ··

水平层流洁净台的操作

1. 水平层流洁净台启动30分钟后方可进行静脉用药调配。

2. 应当尽量避免在操作台上放过多的物品，较大物品之间的摆放距离不小于15cm，小件物件之间的摆放距离不少于5cm，距离台面边缘不少于15cm，物品摆放不得阻挡洁净层流，距离洁净台后壁不少于8cm。

3. 洁净工作台上的无菌物品应当保证洁净的空气第一时间从其流过，即物品与高效过滤器之间应当无任何物体阻碍，也称"开放窗口"。

4. 避免在洁净间内剧烈活动，避免大声喧哗，应当严格遵守无菌操作规程。

5. 避免任何液体物质溅入高效过滤器内，高效过滤器一旦被弄湿，很容易产生破损及滋生霉菌。

6. 应每3个月对生物安全柜表面进行一次微生物检测。常采用压印采样法，亦称接触碟法，采样时打开平皿盖，使培养基表面与采样面直接接触，并均匀按压接触平皿底板，确保其均匀充分接触，接触约5秒钟，再盖上平皿盖，立即送检验科检测判定。

7. 应定期检查水平层流洁净台预过滤器的无纺布滤材，并进行清洁消毒或更换。

8. 水平层流洁净台高效空气过滤器应定期检测。

四、配制基本要求

药师应按照《中华人民共和国药品管理法》《医疗机构处方审核规范》《处方管理办法》审核用药医嘱，评估静脉输液给药方法的必要性与合理性，对不合理用药与医师沟通，提出调整建议。对于用药错误或不能保证成品输液质量的处方或用药医嘱有权拒绝调配，并做记录与签名。摆药、混合调配和成品输液实行双人核对制；集中调配要严格遵守相关规范和操作标准不得交叉调配；调配过程中出现异常应停止调配，立即上报并查明原因。完成静脉用药调配每道工序后，按操作规程的规定，填写各项记录，内容真实、数据完整、字迹清晰。各道工序与记录有完整的备份输液标签，并保证与原始输液标签信息相一致，备份文件保存1年备查。

第二节　静脉用药集中调配操作规程

一、静脉用药调配中心（室）人员的更衣

（一）进入非洁净控制区

1. 工作人员不得化妆，应取下手表、耳环、戒指、手镯等装饰品，拿出手机等与工作无关的物品。

2. 在普通更衣区更换专用工作鞋、工作服并戴发帽。

（二）进入洁净区

1. 一次更衣室　脱下专用工作鞋，换上洁净区用鞋，按七步洗手法洗手清洁。

2. 二次更衣室　戴一次性口罩与帽子、穿洁净隔离服，戴无粉灭菌乳胶手套。确保无头发外露，皮肤应尽量少暴露。

3. 用手肘部推开门进入调配操作间，禁止用手开门。

（三）离开洁净区

1. 混合调配操作结束后，需脱下一次性手套，弃于医疗废物包装袋内。

2. 需在二次更衣室脱下洁净隔离服整齐放置，将一次性口罩、帽子弃于医疗废物包装袋内。

3. 需在一次更衣室脱去洁净区用鞋，并放在指定位置。

二、药品与物料的保管

药库应具备确保药品与物料要求的温湿度条件：常温区域10~30℃；阴凉区域不超过20℃；冷藏区域2~8℃；库房相对湿度为35%~75%。此外，还有特殊保管如遮光、避光等。

> **课堂问答**
>
> 试分析在静脉用药调配中心所用的下列药品，按照要求应该各放置于哪些温度控制区域存放，并详细说明存放和标识要求。①胰岛素注射液；②维生素C注射液；③注射用凝血因子；④冻干人用狂犬疫苗；⑤左氧氟沙星注射液。

药品堆码与散热或者供暖设施的间距不小于30cm；距离墙壁间距不得少于20cm；

距离房顶及地面间距不小于10cm；每种药品应当按批号及有效期远近依次或分开堆码并有明显标志，遵循"先产先用、先进先用、近期先用和按批号发药使用"的原则；静脉用药调配中心（室）所用药品应当做到每月清点、账物相符，如有不符应当及时查明原因。

🔗 **知识链接** ··

药品保管的常用术语

遮光是指用不透明的容器包装，如棕色容器或黑纸包裹的无色透明、半透明的容器。

避光是指避免阳光直射。

密闭是指将容器密闭，防止尘土和异物进入。

密封是指容器密封，以防止风化、吸潮、挥发或异物进入。

熔封或严封是指将容器熔封或用适当的材料严封，防止空气和水分及其他气体入侵，防止污染。

阴凉处是指不超过20℃的地方。

凉暗处是指避光且温度不超过20℃的地方。

冷处是指2~10℃的地方。

常温是指10~30℃的地方。

三、工作流程

静脉用药调配中心（室）的工作流程为：药师接收医师开具静脉用药医嘱信息→对用药医嘱进行适宜性审核→打印输液标签→摆药贴签核对→加药混合调配→成品输液核查与包装→发放运送→病区核对签收。

（一）审核用药医嘱

药师要按照《中华人民共和国药品管理法》《处方管理办法》《医疗机构处方审核规范》等有关规定进行处方审核。

医师依据对患者的诊断或治疗需要，遵循安全、有效、经济的合理用药原则，开具处方或用药医嘱，其信息应当完整、清晰。

病区按规定时间将患者次日需要静脉输液的长期医嘱传送至静脉用药调配中心（室）。临时静脉用药医嘱调配模式由各医疗机构按实际情况自行确定。

评估静脉输液给药方法的必要性与合理性，遵循药品临床应用指导原则、临床诊疗指南和药品说明书等，对静脉用药医嘱审核主要包括以下内容。

1. 合法性审查　主要对医师处方权的审核，特别关注麻醉药品、第一类精神药品、医疗用毒性药品、放射性药品、抗菌药物等药品处方，是否由具有相应处方权的医师开具。

案例分析 ┄┄

案例：

三甲医院住院医师开具如下长期医嘱，请问医嘱有何不妥？

医嘱：美罗培南 500mg + 0.9% 生理盐水 250ml　i.v.gtt.　q.8h.

分析：

美罗培南为特殊使用级抗菌药物，根据《抗菌药物临床应用管理办法》规定，具有高级专业技术职务任职资格的医师可授予特殊使用级抗菌药物处方权，该住院医师不具备开具特殊使用管理级抗菌药物的处方权。

┄┄

2. 规范性审核

（1）药品剂量、规格、用法、用量准确清楚，符合《处方管理办法》规定，不得使用"遵医嘱""自用"等含糊不清字句。

（2）普通药品处方量及处方效期符合《处方管理办法》的规定，抗菌药物、麻醉药品、精神药品、医疗用毒性药品、放射性药品、药品类易制毒化学品等的使用符合相关管理规定。

3. 适宜性审核

（1）处方用药与诊断是否相符。

（2）规定必须做皮试的药品，是否注明过敏试验及结果的判定。

（3）处方剂量、用法是否正确，单次处方总量是否符合规定。

（4）选用剂型与给药途径是否适宜。

（5）是否有重复给药和相互作用情况，包括西药与西药、中成药与中成药、中成药与西药、中成药与中药饮片之间是否存在重复给药和有临床意义的相互作用。

（6）是否存在配伍禁忌。

（7）是否有用药禁忌：儿童、老年人、孕妇及哺乳期妇女、脏器功能不全患者用药是否有禁忌使用的药物，患者用药是否有食物及药物过敏史禁忌证、诊断禁忌证、疾病史禁忌证与性别禁忌证。

（8）溶媒的选择、用法用量是否适宜，静脉输注的药品给药速度是否适宜。

（9）是否存在其他用药不适宜情况。

⊙ 案例分析 ┈┈┈

案例：

患者信息：女，48岁。

临床诊断：肺部感染，肺炎。

Rp：注射用头孢曲松钠　1g/瓶×1瓶

Sig：1g　i.v.gtt.　t.i.d.

复方氯化钠注射液　500ml/袋×1袋

Sig：500ml　i.v.gtt.　t.i.d.

分析：

由于头孢曲松半衰期较长，约为8.5小时，每日给药1~2次即能维持有效血药浓度，应改为每日1次给药。

头孢曲松与钙离子合用会形成不溶性沉淀，复方氯化钠注射液中含钙离子。因此属于不相容性医嘱。

┈┈┈

⊘ 知识链接 ┈┈┈

审核危害药品时的注意事项

审核选用药品与患者临床诊断是否相符，有无禁忌证。应根据患者体表面积或肝肾功能计算药品剂量是否适宜。对需要进行抗过敏预处理或水化、碱化治疗的，核查是否有相关预处理的用药医嘱。

最后，不合理医嘱需要及时与处方医师沟通，请其重新开具。因病情需要的超剂量等特殊用药，应按照医院有关规定进行超说明用药备案申请。对用药错误或者不能保证成品输液质量的医嘱应当拒绝调配。

（二）打印输液标签

1. 用药医嘱经审核合格后，方可打印生成输液标签。标签由电子信息系统自动编号，包括患者基本信息、用药信息及各岗位操作的药学专业人员信息。

2. 输液标签基本信息应与药师审核确认的用药医嘱信息相一致，有纸质或电子备份，并保存1年备查。

3. 对临床用药有特殊交代或注意事项的，应在输液标签上做提示性注解或标识，如需做过敏性试验的药品，高警示药品，在输注时方可加入的药品，对成品输液的滴速、避光、冷藏有特殊要求或需用药监护的药品等。

4. 对非整支（瓶）用药医嘱，应在输液标签上注明实际抽取药量等，以供核查。

🔗 **知识链接** ....

静脉用药调配中心（室）定批次的一般规则

输液标签打印之前应先确定批次，国内大多数医院定批次的一般规则是：一天共定四批，第一批用药时间为8:30左右；第二批用药时间为10:00左右；第三批用药时间为11:00左右；第四批用药时间为15:00左右。根据时辰药理学和患者用药次数来决定把药品放在第几批，比如说抗肿瘤药一般放在第二批，因为第二批送达病区的时间是10:00左右（即用药时间是10:00左右），而肿瘤细胞在此时比较旺盛，此时给药可取得较好的应用效果。

❓ **课堂问答** ————————————
静脉用药调配中心（室）的输液标签中内容有哪些？应当保存几年备查？
....

（三）摆药贴签核对

1. 未经审核而打印的输液标签，不得摆药贴签。

2. 实行双人摆药贴签核对制度，共同对摆药贴签负责。

3. 摆药贴签核对时，操作人员应仔细阅读、核查输液标签是否准确、完整，如有错误或不全，应告知审核药师校对纠正。

4. 摆药贴签核对时，操作人员应核查药品名称、规格、剂量等是否与标签内容一致，同时应检查药品质量、包装有无破损及是否在药品有效期内等，并签名或者盖章。

5. 摆药贴签核对结束后，应立即清场、清洁。

6. 按药品性质或病区进行分类，传递至相对应的调配操作间。

7. 摆药贴签核对注意事项

（1）标签不得覆盖基础输液药品名称、规格、批号和有效期等信息，以便核查。

（2）按"先进先用、近期先用"的原则摆发药品。

（3）高警示药品应设固定区域放置，并有明显警示标识。冷藏药品应放置于冷藏柜。

（4）从传递窗（门）送入洁净区的药品和物品表面应保持清洁。

（5）按规定做好破损药品的登记、报损工作。

（四）加药混合调配操作

1. 调配操作前准备

（1）在调配操作前30分钟，按操作规程启动调配操作间净化系统以及水平层流洁净台和生物安全柜，并确认其处于正常工作状态。

（2）个人防护用品。洁净区专用鞋、洁净隔离服、一次性口罩与帽子、无粉灭菌乳胶（丁基）手套等。危害药品调配的个人防护用品除了上述物品外，还应配备溢出包，用于危害药品溢出处理。

（3）药品、物品物料准备。按照操作规程洗手更衣，进入调配操作间，将摆放药品的推车放在水平层流洁净台或生物安全柜附近指定位置，并准备调配使用的一次性物品物料：注射器、75%乙醇溶液、碘伏、无纺布、利器盒、医疗废弃袋和生活垃圾袋、砂轮、笔等。

（4）水平层流洁净台和生物安全柜消毒。用蘸有75%乙醇溶液的无纺布，从上到下、从内到外擦拭各个部位。

2. 混合调配操作

（1）调配操作前校对：操作人员应按输液标签，核对药品名称、规格、数量、有效期和药品外观完好性等，无误后进行加药混合调配。

（2）选用适宜的一次性注射器，检查并拆除外包装，旋转针头连接注射器并固定，确保针尖斜面与注射器刻度处于不同侧面。

（3）将药品放置于洁净工作台操作区域，用75%乙醇溶液或碘伏消毒基础输液袋（瓶）加药处、药品安瓿瓶颈或西林瓶胶塞等。

（4）危害药品加药混合调配、肠外营养液加药混合调配应遵守《静脉用药集中调配技术操作规范》要求。

3. 调配操作结束后

（1）应再次按输液标签核对药品名称、规格、有效期，以及注意事项的提示性注解或标识等，并应核查抽取药液的用量，已调配好的成品输液是否有絮状物、微粒等，无误后在输液标签上签名或盖章。

（2）将调配好的成品输液以及空安瓿或西林瓶传送至成品输液核查区，进入成品输液核查包装程序。危害药品成品输液应在调配操作间内按操作规程完成核查程序。

（3）每日调配结束后，应立即全面清场，物品归回原位，清除废物，按清洁、消毒操作规程进行全面的清洁、消毒，并做好记录与交接班工作。

（4）按照规定的更衣操作流程出调配操作间。

4. 注意事项

（1）每个洁净工作台配备两人为一组进行加药混合调配，便于双人核对；不得进行交叉调配操作，即不可在同一操作台面上同时进行两组或两组以上药品混合调配操作。

（2）严格执行无菌操作规程，按照规范要求洗手，无菌手套不能代替洗手过程。

（3）混合调配操作时，非整支（瓶）用量，应在输液标签上有明确标注其实际用量，以便校对。

（4）肠外营养液、危害药品、高警示药品和某些特殊药品混合调配非整支（瓶）用药量计算时，应当实行现场双人核对与签名。

（5）操作台中物品摆放应规范、合理，避免跨越无菌区域。

（6）调配操作以及清洁、消毒过程，应防止任何药液溅入高效过滤器，以免损坏器件或引起微生物滋生。

（7）每完成一组（批）混合调配操作后，应立即清场，用蘸有75%乙醇溶液的无纺布擦拭台面，不得留有与下一批调配无关的药品、余液、用过的注射器和其他物品。

（8）混合调配抽吸药液时，抽液量不得超过注射器容量的四分之三，防止针筒脱栓。

（9）混合调配操作时使用的物品、药品有污染或疑似污染时，应当立即更换。

（10）多种药品混合调配操作过程中，应当根据临床需求和各药品的理化性质，评估确定多种药品混合配伍的安全性，并决定调配流程与加药顺序。如果输液出现异常或对药品配伍、操作程序有疑点时，应停止调配，报告当班药师，确认无误后方可重新调配并记录。

> ❓ 课堂问答

请问混合调配抽吸药液时，为防止针筒脱栓，抽液量不得超过注射器容量的多少？

（五）成品输液核查与包装

1. 成品输液核查

（1）检查成品输液袋（瓶）外观是否整洁，轻轻挤压，观察输液袋有无破损或渗漏，尤其是加药及接缝处。

（2）检查成品输液外观有无变色、浑浊、沉淀、结晶或其他可见异物等；肠外营养液还应检查有无油滴析出、分层等。

（3）按输液标签内容，逐项核对药品与标签是否一致，再次检查药品配伍的合理性以及用药剂量的适宜性。

（4）检查抽取药液量准确性和西林瓶与安瓿药液残留量，核查非整支（瓶）药品的用量与标签是否相符。

（5）检查输液标签完整性，信息是否完整、正确，各岗位操作人员签名是否齐全、规范，确认无误后，核查药师应签名或盖章。

（6）检查核对完成后，废弃物按规定分类进行处理。

2. 成品输液包装

（1）将合格的成品输液按病区、批次、药品类别进行分类包装。遮光药品应进行遮光处理，外包装上应当有醒目标识；危害药品不得与其他成品输液混合包装；肠外营养液应单独包装。

（2）核查各病区、批次和成品输液数量，确认无误后，将包装好的成品输液按病区放置于转运箱内，上锁或加封条，填写成品输液发送信息并签名。

（六）成品输液发放与运送

1. 发放成品输液药学人员应与运送工勤人员交接运送任务，按规定时间准时送至各病区。

2. 成品输液送至各病区后，运送工勤人员与护士当面交接成品输液，共同清点数目，双方签名并记录。

3. 运送工勤人员返回后，运送过程中发生的问题应及时向发药人员反馈并记录。

4. 运送工作结束后，清点转运工具，清洁、消毒成品输液转运箱、转运车。

5. 危害药品成品输液运送过程中须配备溢出处理包。

🔗 知识链接 ....

静脉用药调配中心（室）的应急预案

静脉用药调配中心（室）应建立相关应急预案，包括危害药品溢出，水、电、信息系统与洁净设备等故障及火灾等，并且配备与处理各项应急意外事件相匹配的相关物品、工具设备。全体人员要按照各项应急预案进行培训和模拟演练，熟练掌握相关应急预案处置流程和处理措施，确保各项预案的可行性。对发生的意外事件应查明原因，吸取教训，制订改进措施并做好记录。

第三节　肠外营养液的调配

肠外营养（parenteral nutrition，PN）是指经静脉，为无法经胃肠道摄取或摄取营养物来满足自身代谢需要的患者提供包括氨基酸、脂肪、碳水化合物、维生素及矿物质在内的营养素，以抑制分解代谢，促进合成代谢并维持结构蛋白的功能的一种营养支持方法。通过肠外营养可以提供机体所需的营养物质，促进患者康复，改善患者预后，有些患者甚至可以以此生存。经肠外提供营养素可减少消化道的分泌和蠕动，使消化道处于休息状态，肠外营养药物有利于疾病的复原和愈合。

一、肠外营养液的特点

肠外营养制剂既有普通输液制剂的一些共同特点，但又不同于普通输液制剂，比普通输液制剂有更高的质量要求，其具体质量要求和特征如下。

1. pH应调整在人体血液缓冲能力范围内（血液的pH约为7.4）。
2. 有适当的渗透压（血浆的渗透压为280~320mmol/L）。
3. 必须无菌、无热原。
4. 微粒异物不能超过规定，微粒最大直径应不超过10μm。
5. 无毒性（某些输液如水解蛋白质，要求不能含有可引起过敏反应的异型蛋白质）。
6. 相容性良好，稳定性良好。
7. 使用方便、安全。

二、肠外营养液的适应证

对于肠外营养药物，临床上疗效肯定的适应证主要有胃肠道瘘、短肠综合征、肾衰竭、大面积烧伤、严重感染、急性胰腺炎等疾病；还有作为辅助治疗的有大手术的围手术期、呼吸功能衰竭、长时间呼吸困难、骨髓移植、恶性肿瘤患者的营养支持等。患有这些疾病的患者病程长、病情严重、分解代谢亢进。

但是要特别注意，肠外营养药物治疗有几点禁忌：①胃肠道功能正常，能获得足够的营养支持者；②估计肠外营养支持时间少于5天的，因为短期治疗使用肠外营养无明显益处；③心血管功能紊乱或严重代谢紊乱尚未控制或纠正期；④预计发生PN并发症的风险大于其可能带来的益处的；⑤需要急症手术，术前不宜强求肠外营养；

⑥临终或者是不可逆的昏迷患者。

三、肠外营养液的调配注意事项

（一）肠外营养药物的调配环境

脂肪乳剂、氨基酸、维生素、电解质及微量元素等药物是微生物的良好营养剂，其混合调配应在规定环境下，按静脉用药调配质量管理规范要求执行。在一般环境中调配肠外营养药物则极易遭到感染，已受微生物污染的营养液输入人体后会引起全身性感染。

（二）肠外营养药物的配伍及其稳定性

肠外营养药物中很多成分不稳定，有些成分之间存在相互作用，且输液袋材料对肠外营养药物的作用都是造成肠外营养药物不易久贮的原因，例如用聚氯乙烯袋（PVC袋）的肠外营养药物应在4℃保存且24小时内输完；如用乙烯–醋酸乙烯酯共聚物袋（EVA袋），则可在4℃环境下保存一周。肠外营养的配伍不当会出现沉淀，混合液成分输入人体后可能产生危险，因此为保证肠外营养药物的稳定应注意以下几点。

1. 应控制肠外营养药物的pH　一般要求肠外营养药物的pH在5.5左右，并应低温保存，温度或pH升高时，葡萄糖与氨基酸混合容易发生反应。另外，葡萄糖为酸性液体，其pH为3.5~5.5，故不能与脂肪乳剂混合，否则会因pH的急速下降而破坏脂肪乳剂的稳定性。

2. 阳离子应控制在一定浓度范围内　阳离子可产生排斥力，影响电位。阳离子浓度越高，越不稳定。"全合一"营养液中一价阳离子（钠离子、钾离子）和二价阳离子（钙离子、镁离子）的浓度应分别控制在130~150mmol/L和5~8mmol/L。

3. 肠外营养药物的使用应该避光。

4. 钙和磷混合容易发生沉淀反应，应在配制时分别加入不同的载体溶液中混匀。

四、肠外营养液的调配

（一）目前国内医院调配肠外营养液加入的主要成分

氨基酸：各种规格的复方氨基酸注射液、小儿氨基酸注射液等。

脂肪乳剂：各种规格的短链脂肪乳液、中链脂肪乳注射液、长链脂肪乳注射液等。

葡萄糖：各种规格的5%葡萄糖注射液、10%葡萄糖注射液、高渗葡萄糖注射液等。

电解质：氯化钾注射液、浓氯化钠注射液等。

维生素：维生素B$_6$注射液、维生素C注射液等。

微量元素：常见的有多种微量元素注射液等。

调节水、电解质平衡的药物：氯化钠注射液、复方氯化钠注射液、葡萄糖酸钙注射液等。

其他按照病情实际情况需要加入的成分：胰岛素注射液，生物合成人胰岛素注射液等。

（二）混合调配操作顺序

1. 调配前校对　操作人员应按输液标签核对药品名称、规格、数量、有效期和药品包装完好性，检查一次性使用静脉营养输液袋完好性，确认无误后，进行加药混合调配。

2. 肠外营养液混合调配操作顺序

（1）加入药品前，关闭一次性静脉营养输液袋所有输液管夹。

（2）将磷酸盐加入氨基酸或高浓度葡萄糖注射液中。

（3）将其他电解质、微量元素加入葡萄糖注射液或氨基酸注射液内，注意不能与磷酸盐加入同一稀释液中，钙离子和镁离子也不能加入同一稀释液中。

（4）用脂溶性维生素溶解水溶性维生素后，加入脂肪乳剂中。如果处方中不含脂肪乳，可将水溶性维生素加入5%葡萄糖注射液中溶解。复合维生素可加入5%葡萄糖注射液或脂肪乳注射液中。

（5）药品加入一次性静脉营养输液袋顺序：先加入氨基酸或含磷酸盐氨基酸注射液，再加入除脂肪乳注射液之外的其他液体。加入药液时要不断缓慢按压输液袋，使充分混匀。待上述注射液全部注入静脉营养输液袋后，及时关闭相应两路输液管夹，防止空气进入或液体流出。检查一次性静脉营养输液袋内有无浑浊、变色、异物以及沉淀物生成。

（6）最后注入脂肪乳注射液，边加边缓慢轻压袋体，待脂肪乳注射液全部注入一次性静脉营养输液袋后，及时关闭输液管夹，防止空气进入或液体流出。

（7）竖直一次性静脉营养输液袋，使加药口向上，拆除加液管，通过挤压袋体排尽空气后关闭截流夹，将无菌帽套于加药口上。

（8）悬挂一次性静脉营养输液袋，检查是否有渗出、沉淀、异物、变色等异常情况。如出现，应废弃并重新调配，及时查找原因并记录。

（9）调配完成后的肠外营养成品输液标签应注明总容量、成分、注意事项、建议输注时限和有效期等。

▶ 边学边练 ————————————————————————

进行肠外营养液的调配练习，详见"实训六 模拟静脉用药集中调配"。

（三）肠外营养液应注意的问题

1. 配制过程中应注意的问题

（1）混合调配肠外营养液，应在水平层流洁净台内操作。

（2）严格按照操作规程进行混合调配操作。①磷与钙、钙与镁不可加入同一载体中，避免生成沉淀；②葡萄糖注射液不宜直接与脂肪乳剂混合，以免影响其稳定性；③电解质不能直接加于脂肪乳中，以免破坏乳滴稳定性，导致破乳；④多种微量元素注射液与甘油磷酸钠注射液，应分别加入两瓶氨基酸中，避免局部浓度过高发生变色反应；⑤如需加胰岛素和肝素钠，则单独加在葡萄糖注射液或氨基酸注射液中。

（3）如果有非整支（瓶）用量，应有双人复核确认与签名，并在输液标签上有明显标识，以便提示复核、校对。

2. 使用过程中应注意的问题 输注时不能在"Y"形管中加入其他药物，应避免配伍禁忌。当输液袋使用的是PVC袋时应避光。

🔗 **知识链接** ·······································

肠外营养液调配应特别关注的内容

1. 营养评估确认患者是否需要或适合使用肠外营养液。

2. 审核肠外营养用药医嘱是否适宜准确。推荐评估以下内容（成人用量）。

（1）每日补液量控制，一般按以下原则计算：第一个10kg，补100ml/kg；第二个10kg，补50ml/kg；超过20kg，补20ml/kg；发热患者超过37℃，每升高1℃一般宜每日多补充300ml。

（2）糖脂比为（1~2）:1；热氮比为（100~200）:1。

（3）不推荐常规加入胰岛素，必须加入时按照10g葡萄糖:1U胰岛素加入。

（4）电解质限度：一价阳离子（Na^+、K^+）不超过150mmol/L；二价阳离子（Ca^{2+}、Mg^{2+}）不超过10mmol/L。

（5）丙氨酰谷氨酰胺应与至少5倍体积的载体混合。

章末小结

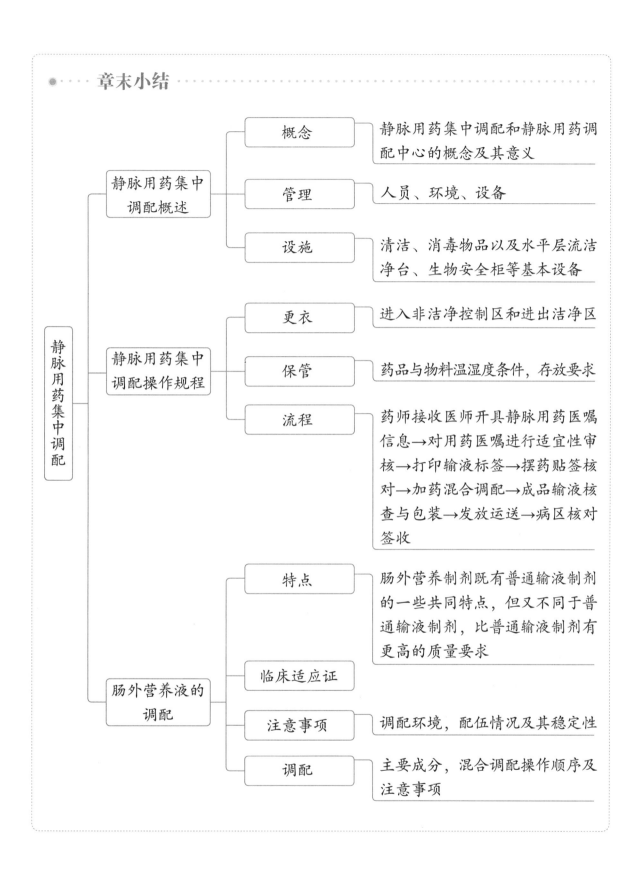

静脉用药集中调配

- 静脉用药集中调配概述
  - 概念 —— 静脉用药集中调配和静脉用药调配中心的概念及其意义
  - 管理 —— 人员、环境、设备
  - 设施 —— 清洁、消毒物品以及水平层流洁净台、生物安全柜等基本设备

- 静脉用药集中调配操作规程
  - 更衣 —— 进入非洁净控制区和进出洁净区
  - 保管 —— 药品与物料温湿度条件，存放要求
  - 流程 —— 药师接收医师开具静脉用药医嘱信息→对用药医嘱进行适宜性审核→打印输液标签→摆药贴签核对→加药混合调配→成品输液核查与包装→发放运送→病区核对签收

- 肠外营养液的调配
  - 特点 —— 肠外营养制剂既有普通输液制剂的一些共同特点，但又不同于普通输液制剂，比普通输液制剂有更高的质量要求
  - 临床适应证
  - 注意事项 —— 调配环境，配伍情况及其稳定性
  - 调配 —— 主要成分，混合调配操作顺序及注意事项

思考题

---

1. 简述静脉用药调配中心的定义和基本要求。
2. 简述生物安全柜和水平层流洁净台的用途。
3. 简述静脉用药调配中心的工作流程。

（王之颖）

第七章

临床药学

学习目标

知识目标

- 掌握 合理用药的概念、基本要求和原则，治疗药物监测的定义，需要监测的药物，处方点评的实施，点评结果的判断。
- 熟悉 临床药学的概念、任务和内容，临床药师的职责，抗菌药物临床应用指导原则和分级管理，《中成药临床应用指导原则》。
- 了解 药学查房的内容及实施，药历的基本结构。

技能目标

- 熟练掌握 合理用药的基本原则和内容。
- 学会 处方点评的方法并能加以运用。

第一节 临床药学概述

情境导入

情境描述：

在20世纪60年代发生了一起震惊世界的重大药害事件——反应停与海豹儿事件。沙利度胺（反应停）于1956年上市，作为镇静剂与止痛剂，同时可以有效治疗妊娠恶心呕吐反应，被称为"孕妇的理想选择"（当时的广告语）。但是在短短的几年里，全球发生了极其罕见的上万例海豹肢畸形儿童事件。调查研究发现，导致这些畸形儿的罪魁祸首就是当时风靡全球的沙利度胺。沙利度胺最终由"宠儿"变成了"弃儿"，如今几乎全球都禁用沙利度胺。

学前导语：

随着医药科技事业的发展，各种高效、速效、长效、特效药不断涌现，而且它们的副作用、毒性以及长期使用的安全性日趋复杂。医师医疗诊断工作繁忙，不能独担药物治疗的重任，因此需要有熟练掌握药学知识的药师参与药物治疗过程，互相取长补短，共同完成临床药物治疗工作，充分降低药源性疾病的发生率，确保合理用药。本节将带领大家一起学习临床药学、临床药师、药学查房以及处方点评等知识。

一、临床药学的研究内容

（一）临床药学的概念、任务和内容

临床药学是以患者为研究对象，以提高临床用药质量为目的，以药物与机体相互作用为核心，研究和实践药物临床合理应用方法的综合性应用技术学科。在药学和临床医学之间发挥了桥梁作用。

临床药学的主要任务：①参与临床药物治疗；②开展药学监护；③实施治疗药物监测；④收集药物信息与提供药学咨询服务；⑤药品调剂；⑥处方点评；⑦开展药物经济学和药物流行病学评价；⑧进行药物相互作用、药动学和药效学、新机制开发等研究。

临床药学的主要工作内容有以下几个方面。

1. 对患者的临床药学工作 ①开展药学查房，对重点患者实施药学监护和建立药历，有完整的工作记录；②参与病例讨论，提出用药意见和个体化药物治疗建议；

③参加院内疑难重症会诊和危重患者的救治，提供专业技术支持；④进行用药医嘱审核，发现不适宜医嘱时主动与临床医师沟通，有干预记录；⑤定期为临床医师、护士提供合理用药培训和咨询服务，随时为其他医务工作者提供合理用药信息和咨询；⑥对住院及门诊患者提供用药教育和咨询。

2. 参与临床用药安全监测与合理用药管理相关工作　①收集、填写和评价药品不良反应及不良事件表，上报不良反应报告；②参与处方点评，开展合理用药评价；③开展抗菌药物合理使用监测工作；④在医院临床路径和单病种相关工作中提供药学专业技术服务；⑤开展包括药物基因组学在内的治疗药物监测，提高药物治疗效益。

3. 对医院药事管理，提供药学专业技术支持　①参与医院有关合理用药各项政策和规范的制定工作；②参与制定医院处方集和用药指南；③参与合理用药相关管理和持续改进工作；④协助建立药物治疗决策信息系统；⑤宏观监测药物使用的合理性；⑥与临床合作，积极参与药物治疗学、药物信息学、循证医学、药物利用、药物经济学和用药安全等研究，促进临床安全与合理用药；⑦为医务工作者提供系统的合理用药信息，为患者提供用药教育和咨询服务。

（二）临床药师的职责

临床药师是指以系统药学专业知识为基础，并具有一定医学和相关专业基础知识与技能，直接参与临床用药，促进药物合理应用和保护患者用药安全的药学专业技术人员。临床药师应由取得中级以上药学专业技术职称资格的药师担任，要求高等医药院校大学本科临床药学专业或全日制药学专业以上学历，毕业后通过规范化培训经考核合格取得临床药师专业技术职称。

临床药师的主要工作职责：

1. 参与临床合理用药　参与查房和会诊，参加患者救治和病案讨论，对药物治疗提出建议。进行治疗药物监测，设计个体化给药方案。在药物治疗过程中，以治疗效果、经济付出及体内药物浓度等信息为依据，进行治疗方案的评价与修正。

2. 参与处方药指南的制定和实施　通过收集文献，与临床医师、护理人员及患者的交流，汇编处方药指南，并提供新药的观察数据以供增补；根据循证药学基本原理，进行药物治疗证据的研究、收集、评价和利用；根据处方药指南实施药学监护。

3. 进行药物不良反应监控　参与临床药物治疗活动，监控药物滥用和不良反应情况并上报，针对不良反应寻找可能原因，尽量减少不良反应发生率。

4. 协助临床医师和护士开展工作　协助临床医师做好新药上市后临床观察，收集、整理、分析、反馈药物安全信息；协助并指导护士做好药品请领、保管和正确使用工作。

5. 提供公众健康保健服务 提供一定基础的紧急救护知识，如为患者提供急救辅助处理，为患者提供中毒控制和处理常识；促进公众的健康意识，疾病防治意识，为公众提供疾病预防和治疗知识；为公众和专业人士提供药物信息，根据普及性或专业性要求分别提供相关资料。就健康相关的药学问题选择适当方式进行宣传教育。

⊙ 案例分析

案例：

曾某，女，50岁，无明显诱因出现上腹部不适，阵发性发作，诊断为"慢性胃炎"，医师给予静脉注射兰索拉唑治疗，作为临床药师应该从哪几方面进行用药教育？

分析：

1. 提醒医师注射用兰索拉唑是碱性物质，稳定性受pH影响较大，必须用0.9%氯化钠注射液作为溶媒，防止偏酸的5%葡萄糖注射液，易引起聚合和变色现象。与其他药物连续滴注时，静脉滴注注射用兰索拉唑前后均应用0.9%氯化钠注射液冲管。提醒护士以氯化钠溶液配制的输液必须在12小时之内使用，静脉给药须在20~30分钟内滴注完毕。

2. 告知患者住院期间使用注射用兰索拉唑如果出现头晕、失眠、嗜睡、恶心腹泻、便秘、皮疹和肌肉疼痛等症状应及时告诉医师或药师。

3. 告知患者应保持乐观的生活态度和健康的生活方式，避免精神紧张、失眠；饮食注意细嚼慢咽、规律进食，避免过饱、过饥；加强营养；生活中要尽量避免烟、酒、咖啡、浓茶等。

二、药学查房

药学查房是指以临床药师为主体，独立在病区内对患者进行以安全、合理用药为目的的查房过程，主要内容为观察患者用药后的疗效及不良反应，同时对患者进行用药教育。临床药师深入临床，通过与患者面对面的交流，向其提供准确的用药指导，可提高患者用药的安全性、有效性及依从性。

（一）药学查房的内容

药学查房是完成对患者药物治疗过程的追踪和监护，它是追踪和监护药物治疗过程的一种手段。在查房中，临床药师观察和询问患者用药后的反应，是否有不适情况的出现，是否按时用药，用药方法和时间是否正确，还需要关注特殊患者的饮食、饮水量、尿量的改变等，并且在查房中回答患者的用药问题，进行用药教育。查房结束后，综合患者情况对现有的药物治疗方案做出评价，提出药学监护计划，并对部分患者建立药历。

药学查房包括初次查房和再次查房，两者的内容有所不同。

1. 初次查房　初次查房是指患者入院后药师的首次查房，在查房过程中对患者进行入院药学评估，初次查房的要求包括：①首次查房先进行自我介绍，说明自己是临床药师，并说明药学服务的目的和意义。以便患者和家属了解临床药师，获得其参与认同；②了解患者疾病前后的变化，治疗中是否出现不适症状，询问患者疾病史、用药史、生活方式及嗜好；③向患者提问时语言应通俗易懂、不用医学或难懂的术语提问；④注意保护患者的隐私，查房时应注意时间、地点、提问及回答问题的场合、方式、方法；⑤关心患者的心理和经济状况；⑥提出用药指导及有助于提高患者的用药依从性的建议。

2. 再次查房　再次查房的主要内容有：①患者所用药物的用法、用量及频率是否正确；②静脉滴注药物顺序有无问题；③口服药物的服药时间、频率及吸入药物的方法是否需要告知患者；④有没有药物、食物配伍禁忌；⑤药物的不良反应等。

（二）药学查房的实施

1. 日常药学查房的流程　日常药学查房的流程见图7-1，药学查房后，应填写临床药师查房记录（表7-1），并将查房过程、药品咨询内容和建议等记录在临床药师日记中，重点监护患者按照中国药历推荐模式（表7-2）书写药历。药学查房过程中如果发现医师有用药问题，临床药师应避免在患者面前直接表达出来，可以在药学查房后及时与医师沟通，避免医疗纠纷。

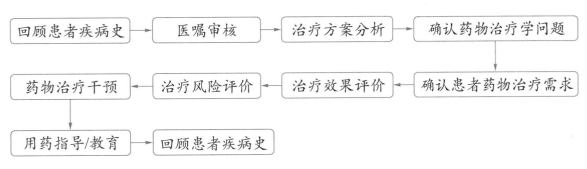

图7-1　日常药学查房流程

表 7-1 临床药师查房记录

首次查房时间： 科室： 临床药师：

典型病例摘要：

患者姓名： 性别： 年龄： 民族： 入院时间： 病历号：

既往过敏史： 不良嗜好：

患者主诉：

初步诊断：

主要病情、医师用药情况：（包括每天病情变化，治疗效果，使用药物用量、用法及用药时间，停药时间，药物不良反应，用药存在的问题等）

患者用药咨询及指导：

药师改进建议及药师干预结果：

患者用药和健康教育：

2. 药历　药历是临床药师参与药物治疗时为门诊和住院患者建立的用药档案，是药师参与临床治疗必须书写的文件。药历由临床药师填写，作为动态、连续、客观、全程掌握用药情况的记录。可以分为门诊药历、住院药历、出院带药指导药历、治疗药物监测（therapeutic drug monitoring，TDM）药历、查房及会诊记录、电子药历共六类。

（1）药历的作用：药历是客观记录患者用药史和临床药师为保证患者用药安全、有效、经济所采取的措施，是临床药师以药物治疗为中心，发现、分析和解决药物相关问题的技术档案，也是开展个体化药物治疗、便于开展药学服务、提高消费者安全合理用药观念的重要依据。

（2）药历的内容：①基本情况，包括患者、性别、年龄、出生年月、职业、体重或体重指数、婚姻状况、病案号或病区病床号、医疗保险和费用情况、生活习惯和联系方式；②病历摘要，包括既往病史、体格检查、临床诊断、非药物治疗情况、既往用药史、既往药物过敏史、主要实验室检查数据、出院或转归；③用药记录，包括药品名称、规格、剂量、给药途径、起始时间、停药时间、联合用药、不良反应或药品短缺品种记录；④用药评价，包括用药问题与指导、药学监护计划、药学干预内容、TDM数据、对药物治疗的建设性意见、结果评价。

（3）药历的格式：目前，各国尚未对药历具体内容和格式作统一规定，国内外的一些推荐模式可供参考。①美国临床药师协会推荐的SOAP药历模式：指患者主诉（subjective）信息、体检（objective）信息、评价（assessment）和提出治疗方案（plan）模式。②TITRS药历模式：指主题（title）、诊疗的介绍（introduction）、正文部分（text）、提出建议（recommendation）和签字（signature）模式。③中国药历的推荐模式：2006年，中国药学会医院药学专业委员会结合国外药历模式发布了国内药历的推荐格式（表7-2）。

表7-2　中国药历的推荐模式

项目	主要内容
基本情况	患者姓名、性别、年龄、体重或体重指数、出生年月、病案号或病区病床号、医保和费用支付情况、生活习惯和联系方式
病历摘要	既往病史、体格检查、临床诊断、非药物治疗情况、既往用药史、既往药物过敏史、主要实验室检查数据、出院或转归
用药记录	药品名称、规格、剂量、给药途径、起始时间、停药时间、联合用药、进食与嗜好、药品不良反应与解救措施
用药评价	用药问题与指导、药学干预内容、药物监测数据、药物治疗建设性意见、结果评价

第二节 合理用药

情境导入

情境描述：

　　患儿，3岁，体重16kg，近日出现发热及频繁腹泻。处方如下，分析是否合理用药以及原因。

　　Rp：庆大霉素注射液 120mg ⎫
　　　　5%碳酸氢钠注射液 40ml ⎬ i.v.
　　　　5%葡萄糖注射液 120ml ⎭

学前导语：

　　合理用药是临床药学最重要的内容，贯穿药物治疗的全过程，涉及医师、药师、护士、患者及其家属各个方面。本节将围绕合理用药，带领大家学习合理用药原则和主要内容，实现安全、有效、经济、适当用药。

一、合理用药概述

（一）合理用药的概念

合理用药是指根据疾病种类、患者状况和药理学理论，选择最佳的药物及其制剂，制订或调整给药方案，以期安全、有效、经济地防治疾病的措施。

（二）合理用药的原则

合理用药应遵循安全性、有效性、经济性、适当性的基本原则。药物治疗存在二重性，不合理的用药不但会降低疗效、增加不良反应，还能够诱发药源性疾病。合理用药是临床药物治疗的核心问题，要科学研究，认真执行。

1. 明确诊断　依据疾病的性质和病史确定用药方案，要全面考虑，在坚持对因、对症治疗的同时，认真考虑不良反应和禁忌证，权衡利弊，保证用药的安全有效。

2. 制订个体化药物治疗方案　依据患者的具体情况有针对性地选择药物、剂量、剂型、给药途径、间隔时间，做到合理、方便、经济给药。

3. 根据病程决定疗程　一般在症状消失后即可停药，某些感染性疾病在症状消失后，仍需继续用药，以巩固治疗，避免耐药性的产生。

4. 严格把握联合用药和预防用药的指征　依据疾病联合应用药物，可提高疗效，降低不良反应，减缓耐药性的产生；某些疾病采用药物预防措施可以避免疾病发生，减少病痛对健康的危害。但是要严格把握应用指征，避免药物滥用。

（三）合理用药的内容

1. 明确患者疾病的性质和病情的严重程度，有针对性地选择药物。

2. 根据病情需要选择合适的给药途径。

3. 特别关注高敏性、耐受性患者。对此类患者应特别注意用药剂量，制订个体化给药方案，必要时需要进行血药浓度监测。

4. 关注老年人、儿童、孕妇、哺乳期妇女等特殊群体。① 老年人肝肾功能减退，给药剂量也要相应调整，一般60岁以上的老年患者可用成人剂量的1/2~3/4，同时注意调整用药剂量和给药间隔时间。② 儿童肝肾功能发育不完善，儿科临床用药要精心挑选疗效确切、不良反应较小的药物，口服给药为首选，不宜使用刺激性较大的药品；严格掌握剂量，特别是新生儿、婴幼儿；在用药过程中应密切观察药物不良反应，以免造成严重后果。③ 孕妇、哺乳期妇女应给予特别关注，妊娠期间避免使用致畸胎风险的药物，哺乳期间不使用对婴幼儿有伤害的药物或者用药期间禁止哺乳，等药物完全消除后才能恢复哺乳。

5. 肝肾功能不全时，药物清除率下降，半衰期延长，药效与毒副作用增强，因而所用剂量应减少，同时避免或慎用有肝肾毒性的药物。

◎ 案例分析

案例：

本节情境导入中，医师给3岁患者开具的处方，作为临床药师，你认为合理吗？并且试分析原因。

分析：

1. 此处方属于不合理用药。

2. 不合理的原因为① 庆大霉素按照儿童每日3~5mg/kg给药，本例患者1日用量120mg，已超过其最大使用量的两倍多，因此，会导致患者肾小管严重受损；② 碳酸氢钠可使尿液碱化，与庆大霉素合用疗效增加，但肾毒性也增加；③ 该病例提示，儿童、老年人、肾功能不全者慎用氨基糖苷类抗生素。

二、《抗菌药物临床应用指导原则》

抗菌药物的应用涉及临床各科，合理应用抗菌药物是提高疗效、降低不良反应发生率以及减少或延缓细菌耐药发生的关键。按照国家《抗菌药物临床应用指导原则》，抗菌药物临床应用是否正确、合理，基于以下两个方面：①有无指征应用抗菌药物；②选用的品种及给药方案是否正确、合理。

（一）抗菌药物临床应用的基本原则

1. 根据患者的症状、体征、实验室检查或放射、超声等影像学结果，诊断为细菌、真菌、结核分枝杆菌、非结核分枝杆菌、支原体、衣原体、螺旋体、立克次体及部分原虫等病原微生物所致的感染亦有指征应用抗菌药物。缺乏细菌及上述病原微生物感染的证据，诊断不能成立者以及病毒性感染者，均无指征应用抗菌药物。

2. 尽早查明感染病原，根据病原种类及细菌药物敏感试验结果选用抗菌药物。有条件的医疗机构，住院患者必须在开始抗菌治疗前，先留取相应标本，立即送细菌培养并进行药敏试验。危重患者在未获知病原菌及药敏结果前，可根据患者的发病情况、发病场所、原发病灶、基础疾病等推断最可能的病原菌，并结合当地细菌耐药状况先给予抗菌药物经验治疗，获知细菌培养及药敏结果后，对疗效不佳的患者调整给药方案，按照药物的抗菌作用特点及其体内过程特点选择用药。

3. 抗菌药物治疗方案的制订

（1）给药剂量：治疗重症感染和抗菌药物不易达到的部位的感染，剂量宜较大；而单纯性下尿路感染时，由于多数药物尿药浓度远高于血药浓度，可用较小剂量。

（2）给药途径：①轻症感染的可接受口服给药者，应选用口服吸收完全的抗菌药物，不必采用静脉注射或肌内注射给药；重症感染、全身性感染患者初始治疗应予静脉给药，以确保药效；病情好转能口服时应及早转为口服给药。②抗菌药物的局部应用注意事项为，治疗全身性感染或脏器感染时应避免局部应用抗菌药物。局部用药宜采用刺激小、不易吸收、不易导致耐药性和不易致过敏反应的杀菌剂，青霉素类、头孢菌素类等易产生过敏反应的药物不可局部应用。氨基苷类等耳毒性药不可局部滴耳。

（3）给药次数：青霉素类、头孢菌素类和其他β-内酰胺类、红霉素、克林霉素等消除半衰期短者，应一日多次给药。氟喹诺酮类、氨基苷类等可一日给药一次（重症感染者例外）。

（4）联合用药：病原菌尚未查明的严重感染，包括免疫缺陷者的严重感染。单一抗菌药物不能控制的需氧菌及厌氧菌混合感染，2种或2种以上病原菌感染。单一抗菌药物不能有效控制的感染性心内膜炎或败血症等重症感染。需长程治疗，但病原菌易对某些抗菌药物产生耐药性的感染，如结核病、深部真菌病。由于药物协同抗菌作用，联合用药时应将毒性大的抗菌药物剂量减少。联合用药时宜选用具有协同或相加抗菌作用的药物联合，如青霉素类、头孢菌素类等其他β-内酰胺类与氨基苷类联合，两性霉素B与氟胞嘧啶联合。

案例分析

案例：

患者女性，30岁，受凉后高热，寒战，咳嗽咳黄痰3天，体检：体温38.5℃，右上肺语颤增强，有湿啰音。血白细胞数量为$18×10^9$/L，中性粒细胞百分比为90%。诊断为青年社区获得性肺炎。医师给予阿莫西林治疗，作为临床药师，你觉得合理吗？为什么？

分析：

不合理，因为此患者无基础疾病，青年社区获得性肺炎患者常见病原体为肺炎链球菌、肺炎支原体、嗜肺军团菌、流感嗜血杆菌，可以选择的药物有青霉素或氨苄（阿莫）西林加上大环内酯抗生素联合用药。

（二）抗菌药物预防性应用的基本原则

通常不宜常规预防性应用抗菌药物的情况：普通感冒，麻疹、水痘等病毒性疾病，昏迷、休克、中毒、心力衰竭、肿瘤、应用肾上腺皮质激素等患者。

（三）抗菌药物在特殊病理、生理状况时的应用

1. 肾功能减退时抗菌药物的应用　主要由肝胆系统排泄，或经肾脏和肝胆系统同时排出的抗菌药物，用于肾功能减退者，维持原治疗量或剂量略减。主要经肾排泄，药物本身并无肾毒性，或仅有轻度肾毒性的抗菌药物，肾功能减退者可应用，可按照肾功能减退程度（以内生肌酐清除率为准）调整给药方案。肾毒性抗菌药物避免用于肾功能减退者，如确有指征使用该类药物，宜进行血药浓度监测，从而调整给药方案，达到个体化给药，疗程中需严密监测患者肾功能。接受肾脏替代治疗患者，应根据腹膜透析、血液透析和血液滤过对药物的清除情况调整给药方案。

2. 肝功能减退时抗菌药物的应用　主要由肝脏清除的药物，肝功能减退时清除明显减少，但并无明显毒性反应发生，肝病时仍可正常应用，但需谨慎，必要时减量给药，治疗过程中需严密监测肝功能；红霉素等大环内酯类（不包括酯化物）、林可霉素、克林霉素属此类。药物主要经肝脏或有相当量经肝脏清除或代谢，肝功能减退时清除减少，并可导致毒性反应的发生，肝功能减退患者应避免使用此类药物，氯霉素、利福平、红霉素酯化物等属此类。药物经肝、肾两途径清除，肝功能减退者药物

清除减少，血药浓度升高，同时有肾功能减退的患者血药浓度升高尤为明显，但药物本身的毒性不大；严重肝病患者，尤其肝、肾功能同时减退的患者在使用此类药物时需减量应用；经肾、肝两途径排出的青霉素类、头孢菌素类均属此种情况。药物主要由肾排泄，肝功能减退者不需调整剂量，氨基苷类抗生素属此类。

（四）特殊人群抗菌药物的应用

1. 老年患者抗菌药物的应用　老年人肾功能呈生理性减退，应用成年剂量的1/2~2/3。宜选用青霉素、头孢菌素类和其他β-内酰胺类药物，氨基糖苷类具有肾、耳毒性，应尽量避免使用。万古霉素、去甲万古霉素、替考拉宁等药物应在有明确指征时谨慎使用，必要时进行血药浓度监测，使给药方案个体化，以达到用药安全、有效的目的。

2. 新生儿患者抗菌药物的应用　新生儿肝、肾均未发育成熟，肝代谢酶的产生不足或缺乏，肾清除功能较差，因此新生儿感染时应避免应用毒性大的抗菌药物，包括氨基糖苷类、万古霉素、去甲万古霉素、氯霉素等。影响新生儿生长发育的四环素类、喹诺酮类亦应避免应用，以及导致胆红素脑病及溶血性贫血的磺胺类药和呋喃类药亦应避免应用。新生儿的组织器官日益成熟，抗菌药物在新生儿的药动学亦随日龄增长而变化，并且使用抗菌药物时应按日龄调整给药方案。

3. 孕妇和哺乳期患者抗菌药物的应用　避免用药：四环素、喹诺酮类、氨基糖苷类、万古霉素、去甲万古霉素等。妊娠期感染可用：青霉素类、头孢菌素类、β-内酰胺类和磷霉素。

（五）抗菌药物临床应用的分级管理

抗菌药物临床应用的分级管理是抗菌药物管理的核心策略，有助于减少抗菌药物过度使用，降低抗菌药物选择性压力，延缓细菌耐药性上升趋势。根据安全性、疗效、细菌耐药性、价格等因素，将抗菌药物分为三级（表7-3）。

表7-3　常用抗菌药物分级

分类	非限制使用级	限制使用级	特殊使用级
青霉素类	青霉素、青霉素V钾、苯唑西林、氯唑西林、氨苄西林、苄星青霉素、呋布西林、阿莫西林、美洛西林、奈夫西林		美罗培南

分类	非限制使用级	限制使用级	特殊使用级
头孢菌素类	头孢氨苄、头孢替安、头孢羟氨苄、头孢西丁、头孢唑林、头孢拉定、头孢克洛、头孢呋辛、头孢匹胺、头孢硫脒	头孢丙烯、头孢曲松、头孢克肟、头孢米诺、头孢他啶、头孢地尼、头孢拉氧、头孢替唑、头孢美唑、头孢噻肟、头孢哌酮、头孢孟多	头孢匹罗、头孢吡肟、头孢唑南
其他β-内酰胺类酶抑制剂	阿莫西林-克拉维酸钾、阿莫西林-舒巴坦	头孢哌酮-舒巴坦、哌拉西林-舒巴坦、头孢哌酮-他唑巴坦	亚胺培南-西司他丁、帕尼培南-倍他米隆
氨基苷类	丁胺卡那、庆大霉素、阿米卡星、链霉素	奈替米星、妥布霉素、依替米星、大观霉素、异帕米星	
酰胺类		氯霉素	
糖肽类			万古霉素、去甲万古霉素、替考拉宁
大环内酯类	红霉素、琥乙红霉素、吉他霉素、乙酰吉他霉素、罗红霉素、克拉霉素、阿奇霉素		
四环素类	四环素、多西环素	米诺环素	
磺胺类	磺胺甲噁唑、甲氧苄啶		
喹诺酮类	环丙沙星、氧氟沙星、诺氟沙星、左氧氟沙星	氟罗沙星、依诺沙星、洛美沙星、加替沙星、司帕沙星、莫西沙星	帕珠沙星
呋喃类	呋喃妥因、呋喃唑酮		
抗真菌药	制霉菌素、克霉唑、联苯苄唑、特比奈酚、酮康唑（已禁用口服药）、氟胞嘧啶	氟康唑、咪康唑	伊曲康唑、两性霉素B
硝基咪唑类	甲硝唑、苯酰甲硝唑、替硝唑	奥硝唑	

1. 非限制使用级　经长期临床应用证明安全、有效，对病原菌耐药性影响较小，价格相对较低的抗菌药物。应是已列入基本药物目录、《国家处方集》和《国家基本医疗保险、工伤保险和生育保险药品目录》收录的抗菌药物品种。

2. 限制使用级　经长期临床应用证明安全、有效，对病原菌耐药性影响较大，或者价格相对较高的抗菌药物。

3. 特殊使用级　具有明显或者严重不良反应，不宜随意使用；抗菌作用较强、抗菌谱广，经常或过度使用会使病原菌过快产生耐药的；疗效、安全性方面的临床资料较少，不优于现用药物的；新上市的，在适应证、疗效或安全性方面尚需进一步考证的；价格昂贵的抗菌药物。

三、《中成药临床应用指导原则》

根据国家《中成药临床应用指导原则》，分四个方面进行介绍。

（一）中成药临床应用基本原则

1. 辨证用药　依据中医理论，辨认、分析疾病的证候，针对证候确定具体治法，依据治法，选定适宜的中成药。

2. 辨病辨证结合用药　辨病用药是针对中医的疾病或西医诊断明确的疾病，根据疾病特点选用相应的中成药。临床使用中成药时，可将中医辨证与中医辨病相结合、西医辨病与中医辨证相结合，选用相应的中成药，但不能仅根据西医诊断选用中成药。

3. 剂型的选择　应根据患者的体质强弱、病情轻重缓急及各种剂型的特点，选择适宜的剂型。

4. 使用剂量的确定　对于有明确使用剂量的，慎重超剂量使用。有使用剂量范围的中成药，老年人使用剂量应取偏小值。

5. 合理选择给药途径　能口服给药的，不采用注射给药；能肌内注射给药的，不选用静脉注射给药。

6. 使用中药注射剂还应做到以下几个方面。

（1）用药前应仔细询问过敏史，对过敏体质者应慎用。

（2）严格按照药品说明书规定的功能主治使用，辨证施药，禁止超功能主治用药。

（3）中药注射剂应按照药品说明书推荐的剂量、调配要求、给药速度和疗程使用药品，不超剂量、过快静脉滴注和长期连续用药。

（4）中药注射剂应单独使用，严禁混合配伍，谨慎联合用药。对长期使用的，在每疗程间要有一定的时间间隔。

（5）加强用药监护。用药过程中应密切观察用药反应，发现异常立即停药，必要时采取积极救治措施；尤其对老年人、儿童、肝肾功能异常等特殊人群和初次使用中药注射剂的患者应慎重使用，加强监测。

（二）联合用药原则

（1）中成药的联合使用：①当疾病复杂，一种中成药不能满足所有证候时，可以联合应用多种中成药；②多种中成药的联合应用，应遵循药效互补原则及增效减毒原则，功能相同或基本相同的中成药原则上不宜叠加使用；③药性峻烈的或含毒性成分的药物应避免重复使用；④合并用药时，注意中成药的各药味、各成分间的配伍禁忌；⑤一些病症可采用中成药的内服药与外用药联合使用。

中药注射剂联合使用时，还应遵循以下原则：①两种以上中药注射剂联合使用，应遵循主治功效互补及增效减毒原则，符合中医传统配伍理论的要求，无配伍禁忌；②谨慎联合用药，如确需联合使用，应谨慎考虑中药注射剂的间隔时间以及药物相互作用等问题；③需同时使用两种或两种以上中药注射剂，严禁混合配伍，应分开使用，除有特殊说明，中药注射剂不宜两个或两个以上品种同时共用一条通道。

（2）中成药与西药的联合使用：针对具体疾病制订用药方案时，应考虑中西药物的主辅地位确定给药剂量、给药时间、给药途径。①中成药与西药如无明确禁忌，可以联合应用，给药途径相同的，应分开使用；②应避免副作用相似的中西药联合使用，也应避免有不良相互作用的中西药联合使用。

中西药注射剂联合使用时，还应遵循以下原则：①谨慎联合使用，如果中西药注射剂确需联合用药，应根据中西医诊断和各自的用药原则选药，充分考虑药物之间的相互作用，尽可能减少联用药物的种数和剂量，根据临床情况及时调整用药；②中西注射剂联用，尽可能选择不同的给药途径（如穴位注射、静脉注射），必须同一途径用药时，应将中西药分开使用，谨慎考虑两种注射剂的使用间隔时间以及药物相互作用，严禁混合配伍。

案例分析

案例：

患者刘某，女，62岁，出现发热恶寒，头痛鼻塞，咳嗽痰白，无汗自喘，舌苔薄白并伴面浮肿，腰膝酸软等，自诉：同时服用金匮肾气丸与通宣理肺丸后出现血压升高、头痛、心悸等不良反应，试分析原因。

分析：

通宣理肺丸含有麻黄，金匮肾气丸含有附子，因为附子中所含乌头碱类与麻黄合用会增加心血管的毒副作用，麻黄会加剧乌头碱的毒性作用。所以建议立即停药，实施抢救。

（三）孕妇使用中成药的原则

1. 孕妇必须用药时，应选择对胎儿无损害的中成药。

2. 孕妇使用中成药，尽量采取口服途径给药，应慎重使用中药注射剂；根据中成药治疗效果，应尽量缩短孕妇用药疗程，及时减量或停药。

3. 可以导致孕妇流产或对胎儿有致畸作用的中成药，为妊娠禁忌。

4. 可能会导致孕妇流产等副作用的中成药，属于妊娠慎用药物。

（四）儿童使用中成药的原则

1. 儿童使用中成药应注意生理特殊性，根据不同年龄阶段儿童生理特点，选择恰当的药物和用药方法，儿童中成药用药剂量，必须兼顾有效性和安全性。

2. 宜优先选用儿童专用药，儿童专用中成药一般情况下说明书都列有与儿童年龄或体重相应的用药剂量，应根据推荐剂量选择相应药量。

3. 非儿童专用中成药应结合具体病情，在保证有效性和安全性的前提下，根据儿童年龄与体重选择相应药量。一般情况3岁以内服1/4成人量，3~5岁的可服1/3成人量，5~10岁的可服1/2成人量，10岁以上与成人量相差不大即可。

4. 含有较大的毒副作用成分的中成药，或者含有对儿童有特殊毒副作用成分的中成药，应充分衡量其风险收益，除没有其他治疗药物或方法而必须使用外，其他情况下不应使用。

5. 儿童患者使用中成药的种类不宜多，应尽量采取口服或外用途径给药，慎重使用中药注射剂。

6. 根据治疗效果，应尽量缩短儿童用药疗程，及时减量或停药。

> ▶ 边学边练 ————————————————————
>
> 指导高血压患者正确使用高血压药物，请见"实训七 抗高血压药的用药指导"。

第三节　治疗药物监测

⏩ **情境导入**

情境描述：

　　刘女士是一位公司职员，今年42岁，前半年查出双肾衰竭，医师建议左肾移植。按医嘱口服环孢素软胶囊，每日15mg/kg，分2次服，同时给予糖皮质激素辅助治疗，自开始服药就进行血药浓度监测，连用1~2周后根据血药浓度逐渐减至维持量，每日8mg/kg，目前未出现排斥反应，肾功能基本正常，手术效果良好。

学前导语：

　　血药浓度监测可以很好地监测患者体内的血药浓度，有利于调整给药方案、提高药物疗效、避免或较少毒性反应，从而促进合理用药。是不是所有的药物都需要进行血药浓度监测呢？本节将带领大家一起学习治疗药物监测（TDM）的相关知识。

　　临床用药表明，在应用常量药物时有些患者会出现超出预期的强烈反应，甚至引起不良反应，而有些患者发挥作用却不明显，可见临床用药仅凭药品说明书上的适应证和常规剂量是不够的。尤其对于一些安全范围窄、个体差异大或需要长期使用的药物，开展血药浓度监测可有效促进药物的安全、有效应用。医师可以根据患者个体情况，制订个体化给药方案，并随着病情的变化适时调整治疗方案。

一、治疗药物监测概述

（一）治疗药物监测的概念和意义

　　治疗药物监测（therapeutic drug monitoring，TDM）是指在临床进行药物治疗的过程中，通过高灵敏性的现代分析技术对生物样本（血液、尿液、唾液等体液）中药物及相关活性代谢物的浓度进行定量分析。

　　根据TDM所得到的数据，设计或调整给药方案，从而达到满意的疗效及避免发生毒副反应，同时也可以为药物过量中毒的诊断和处理提供有价值的实验室依据，将临床用药从传统的经验模式提高到比较科学的水平。

（二）治疗药物监测的基本条件

1. 建立有质量监控体系保证的TDM实验室，有相应的仪器设备。

2. 具有灵敏、特异、快速、准确的药物分析方法和技术。

3. 配备TDM人员由临床医师、临床药师、临床护士或检验师组成，并由受过专门训练的有一定临床经验的高级专业技术人员负责。

4. 监测药物的药理作用和血药浓度之间明确的关系，有能建立TDM方法并能对处理后的结果进行分析、解释的专门人员。

（三）血药浓度测定方法

1. 光谱法　主要包括比色法、紫外分光光度法、荧光分光光度法和原子分光光度法。主要优点是设备简单、操作方便、费用低廉；缺点是操作烦琐、对样本的需要量大且需处理、灵敏度低、专一性差、不易消除结构相似的其他药物、代谢物或者杂质的干扰。主要用于一些血药浓度水平较高的药物检测，原子分光光度法是测定体液中微量元素的主要方法。

2. 色谱法　主要包括薄层色谱法、气相色谱法、高效液相色谱法。主要优点是灵敏度、特异性、重复性均佳，可对多种药物同时检测；缺点是技术要求高、预处理程序烦琐、检测成本昂贵。主要用于多组分混合物的分离、定性和定量分析。近些年使用的液相色谱-质谱法（liquid chromatography-mass spectrometry，LC-MS），又称液质联用，可以确定分子结构，对代谢产物的分析具有很强的优势；高效毛细管电泳法（high performance capillary electrophoresis，HPCE）用于手性药物的血药浓度监测具有独特优势。

3. 免疫法　主要有放射免疫法、荧光偏振免疫法、酶免疫法、游离基免疫法等。主要优点是样品需求量少、灵敏度高、重现性好、检测速度快；缺点是试剂盒价格昂贵、有效期短、检测样品少、极易造成不必要的浪费，因此更适用于批量检测，但不能同时对多种药物检测。其中荧光偏振免疫法在我国最为普及，其具有操作简单、分析快速、灵敏准确、结果重现性好、标本用量小、药物范围宽、一机可分析多种药物等优点。也能用于急诊，在目前医院药物浓度监测中常被采用。缺点是试剂盒昂贵，测试费用高。

二、治疗药物监测的过程

（一）TDM流程

TDM是个体化给药的基础，对于需要监测的治疗对象和药物，流程见图7-2。

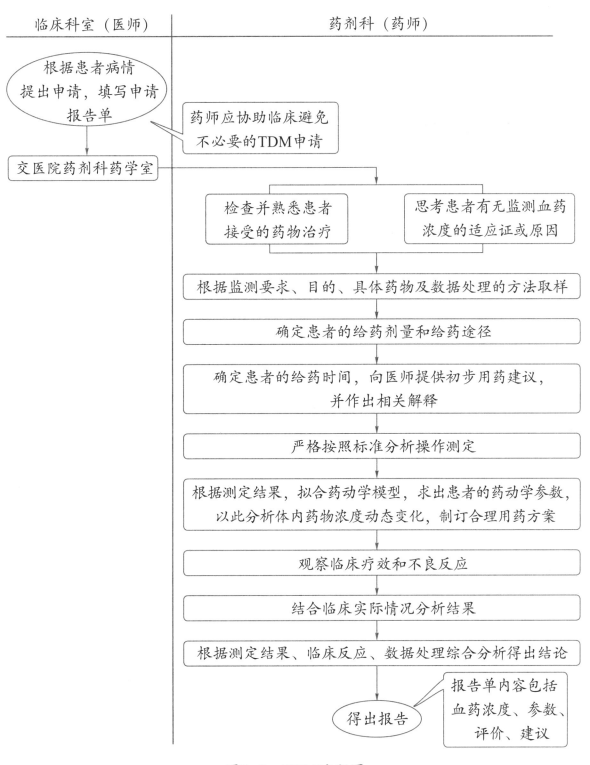

图7-2　TDM流程图

1. 申请　临床医师或临床药师根据临床指征确定需要进行TDM，提出申请应填写申请表，内容要说明待测药物以及填写清楚有关患者情况、用药情况等，供分析结果时参考。

2. 取样　一般多采取血浆样品测定药物的总浓度。特殊情况也可以测定尿液、唾液、脑脊液等其他体液样品以及游离药物的浓度。抗凝剂一般采用肝素、枸橼酸、草酸盐，样品容器一般用玻璃试管。

3. 测定　测定方法的选择必须注意精密度、灵敏度、专属性、价格、测定标本所需时间等。精密度包括同一标本多次测定时的误差以及不同标本间测定的误差，变异系数不超过10%认为可行；灵敏度以能检出血液中药物浓度的低限为原则；专属性是为了防止由于标本中杂质而影响结果。应经常对所用方法予以评价。

4. 数据处理　主要是模型拟合、药动学参数的求算及合理用药方案的设计。

5. 结果的解释　对结果的解释应根据患者的性别、年龄、体重、疾病状况、病理生理及合并用药等情况综合判断。

（二）取样时间

1. 单剂量给药时，应根据药物的动力学特点，选择药物在平稳状态时取血；多剂量给药时，通常在血药浓度达到稳态后采血，以考察与目标浓度的符合程度。通常采用的是偏谷浓度，即下一次给药前采取血样。

2. 特殊情况取样时，怀疑用药剂量偏高，应在稳态峰值浓度时采血；怀疑用药剂量不足，应在稳态谷值浓度时采血。对缓释制剂或半衰期特长的药物，在两次给药之间的任何时间点采血对结果均无明显影响。如果怀疑患者出现中毒反应或在急救时，可以根据需要随时采血。

🔗 **知识链接** ....

多剂量服药需要在血药浓度达稳态后取血

稳态血药浓度是指连续恒速给药或分次恒量给药，经过约5个半衰期（$t_{1/2}$），给药速率约等于消除速率，血药浓度维持在一个基本稳定的水平，称为稳态血药浓度，又称坪值。只有血药浓度达到稳态，取血才能反映患者体内真实的血药浓度。

3. 注意事项

（1）准确记录患者服药时间及采血时间。

（2）血样应立即送检测部门处理，以免放置过久出现分解。

（3）采血试管不可随意代用。

（4）采血部位通常在外周静脉采血。静脉滴注后的瞬时血药浓度和药理作用强度之间无相关性。若在上肢静脉滴注某药物，以采集对侧或下肢静脉血为宜，否则结果偏高。为了能正确反映整个体循环中的药物浓度，静脉注射用药时，不宜在同一静脉取血，特别是正滴入药物期间、注入药物后短期内或有外漏时。此外，肌内注射或皮下注射后，也应尽量避免在注射部位回流静脉取血。

（三）测定何种指标

1. 原型药物浓度　通常在TDM工作中测定的都是血清或血浆中的原型药物浓度，有时需要测定全血中的药物浓度，如环孢素主要浓集于红细胞中。

2. 游离性药物浓度　当某些情况下如药物相互作用等引起药物的血浆蛋白结合率发生改变时，虽然样本中原型药物浓度不变，但直接决定药效的游离型药物浓度会发生改变，应测定游离型药物浓度，如苯妥英钠。

3. 活性代谢物浓度　一些前体药物的活性代谢作用强度大，浓度高，应测定活性代谢物浓度，如扑米酮、普鲁卡因胺。

4. 对映体浓度　一些药物分子结构中存在手性对映体，且其药理活性或毒性反应主要归因于其中一个对映体时，测定那个起决定作用的对映体浓度比测定该药物总浓度更有意义，如华法林。

（四）TDM结果的解释

对TDM结果的解释首先应明确药物治疗浓度范围、潜在中毒浓度范围、药动学参数、影响药动学、药效学的病理生理因素和测定结果的准确性等，然后根据以下信息进行分析。

1. 了解患者病情和详细用药情况，着重了解患者病理生理状态、准确用药方法和用药时间、可能发生药物相互作用的其他药物，最好建立患者药历。

2. 根据患者当前血药浓度提供的信息，解释血药浓度与药物作用、毒性之间的关系，解释患者肝、肾等脏器功能对药动学的影响，利用血药浓度和药动学参数，设计个体化给药方案。

三、临床需要监测的药物

临床应用的药物很多，但并不是所有的药物都需要进行监测，判断一个药物是否需要TDM，首先要明确的是，血药浓度与药效关系密切，且有明确的有效血药浓度范围。目前国内需常规监测的品种只有十几种，如抗癫痫药物、抗心律失常药物、抗生素药物、抗结核药、抗抑郁药、抗肿瘤药、抗排异药等。

（一）需要进行药物监测的情况

1. 治疗指数低、安全范围窄、治疗浓度范围与中毒浓度很接近的药物　如地高辛，治疗浓度范围为0.9~2.0μg/L；而大于2.4μg/L，即为潜在中毒浓度。再如茶碱治疗浓度范围为成人及儿童10~20mg/L，新生儿5~10mg/L；潜在中毒浓度为成人及儿童大于20mg/L，新生儿大于15mg/L。

2. 具有非线性药动学特征的药物　尤其是此类药物的非线性药动学特征发生在治疗浓度范围内或小于最低有效浓度时，如苯妥英钠、茶碱等，当剂量增加到一定程度时，稍有增加即可引起血药浓度的很大变化，药物的毒副作用也有不同程度的增加。

3. 药物体内过程个体差异大的药物　有些药物同一剂量在不同患者体内血药浓度差异明显，如三环类抗抑郁药、氨茶碱。

4. 中毒或无效时均存在危险的药物　如用于器官移植手术后的抗排斥反应药物，如免疫抑制剂环孢素、他克莫司等，剂量不足影响移植器官的存活，剂量过大会出现不良反应。

5. 需要合并使用多种药物　一些患者尤其老年人，自身患有多种疾病，需要合并使用多种药物治疗，此时极易引起药物的相互作用，因而需要对某些易发毒副作用的药物进行TDM。

🔍 案例分析

案例：

钱某今年58岁，有15年高血压病史，一直服用硝苯地平缓释片20mg p.o. q.d.，一周前进食剩饭后出现恶心、呕吐、上腹饱胀，按胃肠炎治疗未见好转，并出现胸闷、气短、缺氧等症状，来院就诊，初步诊断为充血性心力衰竭。医嘱予以加服地高辛0.25mg p.o. q.d.。第7天出现恶心、呕吐、心律失常，且视物模糊不清。

请讨论：对此患者的治疗合理吗？为什么？该如何解决问题？

分析：

此治疗方案不合理。

1. 硝苯地平能改变肾小管对地高辛的分泌及重吸收，使地高辛血药浓度升高25%~45%，因此两药联用可影响地高辛的肾排泄。地高辛的治疗浓度与中毒浓度比较接近，1.8μg/L以上可引起心律失常等中毒症状。

2. 地高辛和硝苯地平缓释片合用时，应定期监测血药浓度，一旦发现接近中毒浓度立即停药，适当减少地高辛用量。

3. 可停用硝苯地平换成血管紧张素转换酶抑制药或血管紧张素Ⅱ受体阻滞药。

6. 采用非常规给药方案的药物　某些情况下医师根据患者病情可采用非常规的特殊给药方案，如对于癌症化疗患者，有时可尝试使用大剂量化疗药，此时需要密切注意患者血药浓度，以防发生严重的毒性反应。

7. 中毒反应与疾病本身的症状难以区分的药物　如地高辛血药浓度过高引起中毒反应也可表现为房颤，此时需要通过监测血药浓度来判断是由于剂量不足或是药物中毒，从而调整药物剂量。

8. 由于慢性疾病需长期使用的药物　为避免药物蓄积中毒，应定期监测血药浓度，如抗躁狂药碳酸锂；有些药物长期使用会产生耐药性，或影响肝药酶活性进而引起药效变化都可以通过监测血药浓度来判断。

9. 特殊人群用药　肾功能不良者使用主要经肾脏排泄药物如氨基苷类抗生素时，血药浓度过高产生毒性反应，应定期监测血药浓度。再如肝功能不良者使用主要经肝脏排泄药物如茶碱时，肝脏代谢药物减少导致血药浓度升高也会容易引发中毒反应，也应定期监测血药浓度。

◎ 案例分析

案例：

张某，男性，63岁，因患癫痫长期应用卡马西平，定期监测卡马西平血药浓度，一直保持在有效血药浓度范围内，病情控制良好，此次因右侧肺炎入院，在治疗期间并发真菌感染，给予氟康唑抗真菌治疗2天后，患者出现头痛、头晕、共济失调，查卡马西平血药浓度为32mg/L，试分析出现问题的原因。该如何根据血药浓度监测的数据调整给药方案？

分析：

卡马西平的有效药物浓度是4~12mg/L，患者血药浓度监测为32mg/L远远高出有效药物浓度，原因是氟康唑是一种肝药酶抑制剂，两药合用时降低了肝药酶的活性，抑制了卡马西平的代谢，导致患者体内卡马西平的血药浓度高于有效血药浓度。建议停用卡马西平和氟康唑，监测卡马西平血药浓度，待血药浓度降至正常再给予卡马西平。

（二）常见需要监测的药物

当前临床经常使用的药物中，需要进行TDM的药物大致有几十种，常见需要监测的药物见表7-4。

表 7-4　临床常见需要监测的药物

分类	药物
强心苷	地高辛、洋地黄毒苷
抗心律失常药	利多卡因、普鲁卡因胺、奎尼丁、胺碘酮
抗癫痫药	苯妥英钠、苯巴比妥、乙琥胺、卡马西平、丙戊酸钠
β受体拮抗剂	普萘洛尔、美托洛尔、阿替洛尔
平喘药	氨茶碱
抗抑郁药	丙米嗪、阿米替林、去甲替林
抗躁狂药	碳酸锂
解热镇痛药	阿司匹林、对乙酰氨基酚
抗生素	庆大霉素、链霉素、卡那霉素、氯霉素、阿米卡星、万古霉素、美罗培南、亚胺培南
抗恶性肿瘤药	甲氨蝶呤
抗真菌药	伏立康唑
免疫抑制剂	环孢素、他克莫司、雷帕霉素
利尿药	呋塞米

（三）无须进行 TDM 的情况

1. 血药浓度与药效无明显相关，如某些细胞毒类抗肿瘤药。

2. 尚无明确的血药浓度治疗范围，如循证医学资料不多的新药。

3. 药效可通过明确临床指标判断的药物，如抗高血压药、降血糖药。

4. 药物安全性高，如OTC药。

5. 疗程短的药物，如临床医嘱用药。

❓ 课堂问答 ————

1. 临床需要进行药物监测的情况有哪些？

2. 治疗药物监测的目的是什么？临床有哪些血药浓度测定方法？

第四节　处方点评

情境导入

情境描述：

　　小汪是某医院的一名临床药师，他每天都要审核很多门诊处方，其中有一份处方如下：患者，女，56岁，诊断：糖尿病。医嘱：瑞格列奈 1mg t.i.d.、格列喹酮 30mg t.i.d.。小汪发现这份处方属于不合理处方，他及时与开处方的医师沟通，并调整给药方案，提高了患者用药的安全性。

学前导语：

　　处方点评是了解临床用药情况和提高合理用药水平的重要手段，高质量的处方点评是药事管理的一把利器，一方面可以促进用药规范性、防范潜在的用药失误、改善医患关系；另一方面有利于推行循证医学思维、增强医师和药师合理用药与用药教育意识。本节将一起学习处方点评的知识，教会大家如何进行处方点评。

一、处方点评概述

1. 处方点评的概念　处方点评是根据相关法规、技术规范，对处方书写的规范性及药物临床使用的适宜性（用药适应证、药物选择、给药途径、用法用量、药物相互作用、配伍禁忌等）进行评价，发现存在或潜在的问题，制订并实施干预和改进措施，促进临床药物合理应用的过程。

2. 处方点评的目的　处方点评是近年来在中国医院管理系统中发展起来的用药监管模式，其目的是依据相关法规和技术规范对临床处方进行综合统计分析，从不同层面和角度反映医疗机构处方工作的整体和细分情况，为医疗机构管理层进行决策提供科学的数据支持，提高处方质量，促进合理用药，以提高医疗质量，保障医疗安全。

3. 处方点评的主要依据　有《中华人民共和国药品管理法》《中华人民共和国执业医师法》《医疗机构药事管理暂行规定》《抗菌药物临床应用指导原则》《医院处方点评管理规范（试行）》《中国国家处方集》以及药品说明书等。

4. 处方点评的主要内容　处方书写规范情况、是否有用药指征、药物选用是否恰当、用法用量是否恰当、联合用药是否恰当、是否重复用药、出现不良反应是否及时处理、中西药的联用是否合理、用药是否经济、用药相关检查是否完善。

二、处方点评的组织管理与实施

（一）处方点评的组织管理

在药事管理与药物治疗学委员会（组）下建立由医院药学、临床医学、临床微生物学、医疗管理等多学科专家组成的处方点评专家组，为处方点评工作提供专业技术咨询。对某一处方用药是否适宜有争议时，应由点评专家裁定。医院药学部门成立处方点评工作小组，负责处方点评的具体工作。

处方点评小组成员应掌握系统药学专业知识，了解一般医学知识，具有较丰富药物合理应用知识；具有获得信息，如新药和临床正确、适宜使用药物新知识的能力；熟悉相关的药事法律法规；二级及二级以上医院其成员应具有主管药师以上药学专业技术职务任职资格；其他医疗机构应具有药师以上药学专业技术职务任职资格。

（二）处方点评的实施

1. 根据医院诊疗科目、科室设置、技术水平、诊疗量等实际情况，由处方点评工作组确定具体抽样方法和抽样率。其中门（急）诊处方的抽样率不应少于总处方量的1‰，且每月点评处方绝对数不应少于100张；病房（区）医嘱单的抽样率（按出院病历数计）不应少于1%，且每月点评出院病历绝对数不应少于30份。处方点评小组应当按照确定的处方抽样方法随机抽取处方，并按照"处方点评工作表"（表7-5）对门（急）诊处方进行点评；病房（区）用药医嘱的点评应当以患者住院病历为依据，实施综合点评。

2. 处方点评应坚持科学、公正、实事求是的原则；每次处方点评后应有小结，至少每年应进行一次较全面的总结；处方点评中发现的问题应及时上报，如主要是医务部（处、科）、门诊部以及护理部（护士用药中的问题）上报医疗管理部门；药学部门存在的问题除进行自我干预和纠正外，也应报医务部（处、科）。

3. 根据药事管理和药物临床应用管理的现状和存在的问题，确定点评的范围和内容，对特定的药物或特定疾病的药物（如国家基本药物、血液制品、中药注射剂、肠外营养制剂、抗菌药物、辅助治疗药物、激素等临床使用及超说明书用药、肿瘤患者和围手术期用药等）使用情况进行的专项处方点评。

4. 充分利用信息技术建立处方点评系统，逐步实现处方点评自动化与信息共享。

表 7-5 处方点评工作表

医疗机构名称：

点评人：　　　　　　　　　　　　　　　　　　　　　填表日期：

序号	处方日期（年/月/日）	年龄/岁	诊断	药品品种	抗菌药（0/1）	注射剂（0/1）	国家基本药物品种数	药品通用名数	处方金额	处方医师	审核、调配药师	核对、发药药师	是否合理（0/1）	存在问题（代码）
1														
2														
3														
4														
5														
6														
⋮														
⋮														
⋮														
总计			A=	C=	E=	G=	I=	K=				O=	
平均			B=					L=				P=	
%			D=	F=	H=	J=							

注：

1. 有 =1，无 =0；结果保留小数点后一位。

A：用药品种总数　　　　　　　　　　B：平均每张处方用药品种数 = A/ 处方总数

C：使用抗菌药的处方数　　　　　　　D：抗菌药使用百分率 = C/ 处方总数

E：使用注射剂的处方数　　　　　　　F：注射剂使用百分率 =E/ 处方总数

G：处方中基本药物品种总数　　　　　H：国家基本药物占处方用药的百分率 = G/A

I：处方中使用药品通用名总数　　　　J：药品通用名占处方用药的百分率 =I/A

K：处方总金额　　　　　　　　　　　L：平均每张处方金额 =K/ 处方总数

O：合理处方总数　　　　　　　　　　P：合理处方百分率 =O / 处方总数

2. 存在问题（代码）为不规范处方中的 15 种情况、用药不适宜处方的 9 种情况和超常处方的 4 种情况，见本节中处方点评的结果。

三、处方点评的结果和应用

（一）处方点评的结果

处方点评的结果分为合理处方和不合理处方。不合理处方包括不规范处方、用药不适宜处方、超常处方等三种。

1. 有下列情况之一的，应当判定为不规范处方。

（1）处方的前记、正文、后记内容缺项，书写不规范或者字迹难以辨认的。

（2）医师签名、签章不规范或者与签名、签章的留样不一致的。

（3）药师未对处方进行适宜性审核的（处方后记的审核、调配、核对、发药栏目无审核调配药师及核对发药药师签名，或者单人值班调剂未执行双签名规定）。

（4）新生儿、婴幼儿处方未写明日龄、月龄的。

（5）西药、中成药与中药饮片未分别开具处方的。

（6）未使用药品规范名称开具处方的。

（7）药品的剂量、规格、数量、单位等书写不规范或不清楚的。

（8）用法、用量使用"遵医嘱""自用"等含糊不清字句的。

（9）处方修改未签名并注明的，药品超剂量使用未注明原因并再次签名的。

（10）开具处方未写临床诊断或临床诊断书写不全的。

（11）单张门（急）诊处方超过五种药品的。

（12）无特殊情况下，门诊处方超过7日用量，急诊处方超过3日用量，慢性疾病、老年疾病或特殊情况下需要适当延长处方用量未注明理由的。

（13）开具麻醉药品、精神药品、医疗用毒性药品、放射性药品等特殊管理药品处方未执行国家有关规定的。

（14）医师未按照抗菌药物临床应用管理规定开具抗菌药物处方的。

（15）中药饮片处方药物未按照"君、臣、佐、使"的顺序排列，或未按照要求标注药物调剂、煎煮等特殊要求的。

2. 有下列情况之一的，应当判定为用药不适宜处方。

（1）适应证不适宜的。

（2）遴选的药品不适宜的。

（3）药品剂型或给药途径不适宜的。

（4）无正当理由不首选国家基本药物的。

（5）用法、用量不适宜的。

（6）联合用药不适宜的。

（7）重复给药的。

（8）有配伍禁忌或不良相互作用的。

（9）其他用药不适宜情况的。

3. 有下列情况之一的，应当判定超常处方。

（1）无适应证用药。

（2）无正当理由开具高价药的。

（3）无正当理由超说明书用药的。

（4）无正当理由为同一患者同时开具2种以上药理作用相同的药物的。

（二）处方点评结果的应用

1. 医院药学部门应当会同医疗管理部门对处方点评小组提交的点评结果进行审核，定期公布处方点评结果，通报不合理处方；根据处方点评结果，对医院在药事管理、处方管理和临床用药方面存在的问题，进行汇总和综合分析评价，提出质量改进建议，并向医院药物与治疗学委员会（组）和医疗质量管理委员会报告；发现可能对患者造成损害的，应当及时采取措施，防止损害发生。

> ▶ 边学边练
>
> 按照处方点评的基本流程，进行处方点评，请见"实训八　抗菌药物处方点评"。

2. 医院药物与治疗学委员会（组）和医疗质量管理委员会应当根据药学部门会同医疗管理部门提交的质量改进建议，研究制定有针对性的临床用药质量管理和药事管理改进措施，并责成相关部门和科室落实质量改进措施，提高合理用药水平，保证患者用药安全。

3. 各级卫生行政部门和医师定期考核机构，应当将处方点评结果作为重要指标纳入医院评审评价和医师定期考核指标体系。医院应当将处方点评结果纳入相关科室及其工作人员绩效考核和年度考核指标，建立健全相关的奖惩制度。

◎ 案例分析

案例：

杨某，30岁，在工作时左手示指不慎被斧头划伤，当时出血，左手中指活动受限，急诊入院，门诊行清创左手示指肌腱吻合术，手术顺利。

医嘱：1. 头孢呋辛3g+生理盐水250ml　i.v.gtt.　q.12h.

　　　2. 左氧氟沙星0.2g+生理盐水250ml　i.v.gtt.　q.d.

3. 奥美拉唑80mg+5%GS 500ml　i.v.gtt.　q.d.

4. 平衡液500ml　i.v.gtt.　q.d.

请分析处方合理吗？

分析：

此处方不合理。

1. 预防感染，头孢呋辛单次剂量过大，应为1.5g q.12h.。

2. 左氧氟沙星联用无指征，奥美拉唑无适应证用药，患者无胃不适的表现，病历中无任何胃不适的记载。

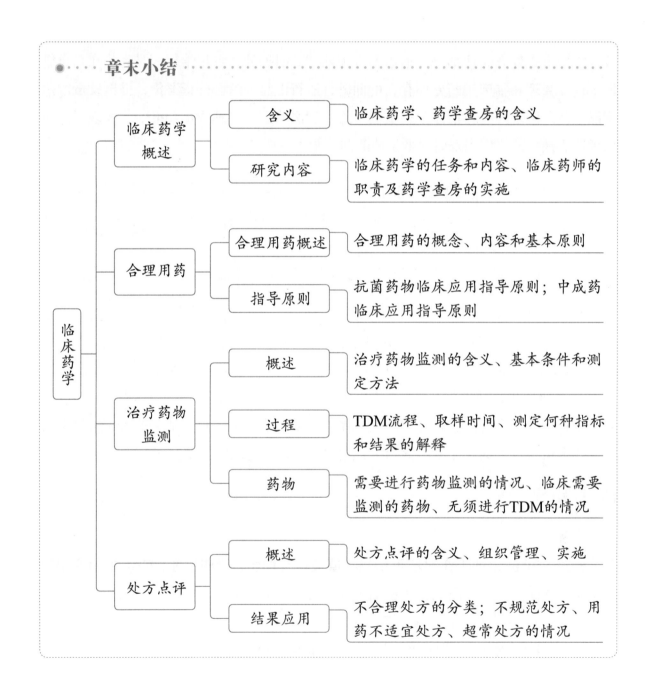

● · · · · 章末小结

临床药学
├ 临床药学概述
│ ├ 含义 — 临床药学、药学查房的含义
│ └ 研究内容 — 临床药学的任务和内容、临床药师的职责及药学查房的实施
├ 合理用药
│ ├ 合理用药概述 — 合理用药的概念、内容和基本原则
│ └ 指导原则 — 抗菌药物临床应用指导原则；中成药临床应用指导原则
├ 治疗药物监测
│ ├ 概述 — 治疗药物监测的含义、基本条件和测定方法
│ ├ 过程 — TDM流程、取样时间、测定何种指标和结果的解释
│ └ 药物 — 需要进行药物监测的情况、临床需要监测的药物、无须进行TDM的情况
└ 处方点评
   ├ 概述 — 处方点评的含义、组织管理、实施
   └ 结果应用 — 不合理处方的分类；不规范处方、用药不适宜处方、超常处方的情况

1. 临床药师的职责有哪些?

2. 需要进行治疗药物监测的情况有哪些?

3. 哪些情况属于不规范处方?

（吴　丹）

第八章

药品不良反应

学习目标

知识目标

- 熟悉　药品不良反应监测及报告方法。
- 了解　药品不良反应的概念、分类和程度。

技能目标

- 熟练掌握　正确书写上报不良反应报告。
- 学会　监测药品不良反应的因果关系。

药品是把双刃剑，在治疗疾病的同时也可能会给人体带来损害，其中就有药品不良反应。我国政府高度重视药品不良反应的监测，1988年在北京、上海建立了卫生部药物不良反应试点医院，1989年正式成立国家药品不良反应监察中心，1997年加入国际药物不良反应监测合作计划组织。我国药品监督管理部门不断更新有关法规（如《药品不良反应报告和监测管理办法》），加强药品不良反应的监测，及时、有效地控制药品风险，保障了公众用药安全。现行《药品不良反应报告和监测管理办法》为卫生部令第81号，于2011年5月4日发布，自2011年7月1日起施行。

第一节　药品不良反应概述

⊡ 情境导入

情境描述：

中央电视台《今日说法》报道，1999年4月，江苏省东海县农民小梅（化名）因患感冒到当地镇医院治疗，谁料打了一针丁胺卡那（硫酸阿米卡星注射液），平时身体非常健康的小梅休克死亡。患者亲属便将医院告上法庭。法院审理后，认为医院对小梅的死亡的确不存在过错，但考虑到小梅是在医院治疗过程中死亡的，在双方都无过错的情况下，按公平原则判决双方当事人分担部分损失。

学前导语：

上述医疗纠纷中患者小梅的死亡，既不是用药错误导致的医疗事故，也不是药品质量问题导致的用药损害，而是严重的药品不良反应。本节将带领大家学习药品不良反应的相关内容，认识什么是药品不良反应、用药错误和用药损害，了解药品不良反应的分类和程度。

一、药品不良反应的概念

药品不良反应（adverse drug reaction，ADR）是指合格药品在正常用法用量下出现的与用药目的无关的有害反应。它包括三层含义：①它是一种有害反应，会给人体带来一定的损害；②它是合格的药品所导致的，排除了假药、劣药等药品质量问题；

③它是在正常的用法用量下产生的，排除了超量、超时服用或不合理使用的问题。因此，药品不良反应不同于用药错误或药品损害所造成的反应。

用药错误是指药品使用过程中发生的任何能导致药品错误使用的可预防事件。用药错误大多是违反治疗原则和规定所致，可出现于处方、医嘱、药品标签与包装、药品名称、药品混合、配方、发药、给药、用药指导、监测及应用等过程中。

药品损害是指药品的使用对人的精神状态、组织器官、生理机能等产生的危害，轻者略感不适，重者可致畸、致残，甚至致人死亡。药品损害一般可分为三种情形：①假药、劣药的损害；②误服、错服或未按要求正确使用药品而导致的损害；③药品的不良反应。

🔗 知识链接

药品不良事件

药品不良事件（adverse drug event，ADE）与药品不良反应不同。一般来说，药品不良反应是指因果关系已确定的反应，而药品不良事件是指因果关系尚未确定的反应。它在国外的药品说明书中经常出现，此反应不能肯定是由该药引起的，尚需要进一步评估。国际上对药品不良事件的定义为：药品不良事件是药物治疗过程中出现的不良临床事件，它不一定与该药有明确的因果关系。

二、药品不良反应的分类

目前，药品不良反应分类方法有多种，根据药品不良反应与药理作用的关系可将药品不良反应分为A型、B型和C型反应三类。

1. A型药品不良反应　又称剂量相关性不良反应，是由药品固有的药理作用加强或延长所致的异常反应。它的特点是具有可预测性，与剂量有关，停药或减量后症状很快减轻或消失，发生率较高，但死亡率低。通常包括药品的副作用、毒性作用、继发反应、后遗效应等。

2. B型药品不良反应　又称与剂量无关的不良反应，是一种与正常药理作用完全无关的异常反应。它的特点是难以预测，发生率较低，但死亡率较高。包括特异质反应、药品过敏反应（也称变态反应）等。

3. C型药品不良反应　指A型和B型反应之外的异常反应。它的特点是没有明确的时间关系，一般在长期用药后出现，潜伏期较长。如致癌、致突变、致畸或长期用药后心血管疾患等。

❓ 课堂问答 ————————————————————————

请判断下列不良反应属于哪一类型的药品不良反应。

1. 阿托品治疗胃肠道痉挛时引起口干。

2. 特非那定的心脏毒性。

3. 镇静催眠药品引起次晨的宿醉现象。

4. 青霉素引起过敏反应。

5. 长期使用广谱抗生素引起的肠道菌群失调。

6. 肝细胞缺乏乙酰化酶服用异烟肼出现多发性神经炎。

7. 沙利度胺引起海豹肢畸形胎儿。

三、药品不良反应的程度

一般将药品不良反应的程度分为轻度、中度和重度。

1. 轻度　药品不良反应轻微，其症状不发展，一般无须治疗，停药后可消失。

2. 中度　药品不良反应症状明显，患者的重要器官或系统有中度损害，及时停药易恢复。

3. 重度　药品不良反应症状严重，主要有以下六种损害情形：① 导致死亡；② 危及生命；③ 致癌、致畸、致出生缺陷；④ 导致显著的或者永久的人体伤残或者器官功能的损伤；⑤ 导致住院或者住院时间延长；⑥ 导致其他重要医学事件，如不进行治疗可能出现上述所列情况的。

🔗 知识链接 ··

影响药品不良反应程度的因素

①药品因素：药品本身药理作用、药品添加剂或辅料、生产和储存过程中产生的杂质等均可能引起不同程度的不良反应；②机体因素：机体存在的个体差异如性别差异、年龄差异、患者生理病理状态差异、敏感性及特异质等也是发生药品不良反应的重要因素；③其他因素：给药方法不当、药物相互作用、减药或停药时机不当等，饮食因素如烟、酒、茶等与药品合用，均可能加重药品不良反应。

第二节　药品不良反应监测

情境导入

情境描述：

　　某年的央视春节联欢晚会上，21位聋哑演员将舞蹈"千手观音"演绎得天衣无缝、美轮美奂。"千手观音"之所以带给人们震撼，不仅仅是因为舞蹈本身的华美，更在于呈现这个舞蹈表演的全部都是聋哑演员。这些聋哑演员中，绝大部分都是药物导致的耳聋。我国因药致聋的人数还在以每年约3万人的速度增长。

学前导语：

　　药物导致的耳聋多数为药品不良反应，如加强监测并及时上报是可以避免其发生和扩大的。本节将带领大家学习药品不良反应监测的相关内容，熟悉药品不良反应评定标准、监测范围、监测体系和监测方法。

一、药品不良反应评定标准

　　药品不良反应监测是发现、报告、评价、控制的过程，是去伪存真的过程。监测系统收集的是药品不良反应，但为避免漏报而采取了可疑即报的原则。药品不良反应监测时，需确定发生的不良反应是否是药品不良反应，可采用药品不良反应因果关系（关联性）评价方法进行评定。药品不良反应因果关系评价有多种方法，我国使用的评价方法主要遵循下列五个标准。

　　1. 用药与不良反应的出现有无合理的时间关系　　如果有，则有因果关系存在的可能性。例如吩噻嗪类药物引发的肝损害一般在服药3~4周以后出现；青霉素类引起的过敏性休克或死亡在用药后几分钟至几小时内发生。

　　2. 反应是否符合该药已知的不良反应类型　　如果是，则有因果关系存在的可能性；如不是，则需进一步研究确定是否是新的不良反应。

　　3. 停药或减量后，反应是否消失或减轻　　如果是，则可认为两者存在因果关系的可能性。

　　4. 再次使用可疑药品是否再次出现同样反应　　如果用药再次出现相同症状，停药则再次消失，以前确定的因果关系被再次证实，则可认为两者间确实存在因果关系。

　　5. 是否可用患者病情的进展、其他治疗等影响来解释　　如果是，则两者间存在因果关系的可能性小，需综合各种联系后确定因果关系。

在上述五个标准逐一评价后，综合各种因素最后确定因果关系，完成评定（表8-1）。

表 8-1　药品不良反应因果关系评定标准

评定标准	用药与不良反应的出现有无合理的时间关系	反应是否符合该药已知的不良反应类型	停药或减量后，反应是否消失或减轻	再次使用可疑药品是否再次出现同样反应	是否可用患者病情的进展、其他治疗等影响来解释
肯定	＋	＋	＋	＋	－
很可能	＋	＋	＋	？	－
可能	＋	±	±？	？	±？
可能无关	－	－	±？	？	±？
待评价	需要补充材料才能评价				
无法评价	评价的必需资料无法获得				

注：＋表示肯定；－表示否定；±表示难以肯定或否定；？表示不明；±？表示难以肯定或否定或不明。

🔍 案例分析

案例：

2006年4月底，广州某医院传染病科先后出现多例急性肾功能衰竭，高度怀疑与亮菌甲素注射液有关。不良反应上报后，经过药品监督管理部门、卫生部门等的努力，证实了肾衰竭是由药品引起的，但这个事件并不是药品的ADR引起，而是一个责任事故，药品中含有毒有害物质二甘醇。

分析：

此案例中，不能确定急性肾功能衰竭是亮菌甲素的ADR时，为避免漏报而采取了可疑即报的原则。药品不良反应监测时，可采用药品不良反应因果关系（关联性）评价方法对急性肾功能衰竭是否是亮菌甲素的ADR进行评定。

二、药品不良反应监测范围

药品不良反应监测工作主要是收集监测范围内的药品不良反应信息，对其危害情况进行进一步调查，及时向药品监督管理部门报告，对有关药品的管理提出意见、建议，及时向药品生产、经营企业、医疗预防保健机构和社会大众反馈药品不良反应信息，防止药品不良反应的重复发生。

药品不良反应监测范围主要是新药上市后的不良反应。因为新药上市前临床试验时间及样本量有限，病种单一，多数情况下排除特殊人群（老年人、孕妇和儿童）参与试验，而一些罕见的不良反应、迟发性反应和发生于特殊人群的不良反应必须在长时间、大面积使用后才能被发现。

对于上市5年以内的药品和列为国家重点监测的药品，主要监测并报告该药品可能引起的所有可疑不良反应。对于上市5年以上的药品，主要监测并报告该药品引起的严重、罕见或新的不良反应。进口药品从进口之日起按新药计。中药不良反应监测除对上市药品的不良反应监测外，还应对因用中药材引起的人体伤害进行监测。

三、药品不良反应监测体系

我国已经在全国范围内建立起包括行政监管体系（各级药品安全监管机构）和技术监督体系（各级药品不良反应监测机构）在内的多层级药品不良反应监测机构网，同时建有专门的计算机网络来监测药品不良反应。

1. 行政监管体系　2011年发布的《药品不良反应报告和监测管理办法》（卫生部令第81号）第四条规定：国家药品监督管理局主管全国药品不良反应报告和监测工作，地方各级药品监督管理部门主管本行政区域内的药品不良反应报告和监测工作，各级卫生行政部门负责本行政区域内医疗机构与实施药品不良反应报告制度有关的管理工作。

2. 技术监督体系　国家药品不良反应监测机构在国家药品监督管理部门的领导下，负责全国药品不良反应报告和监测的技术工作。省级药品不良反应监测机构在省级药品监督管理部门的领导和国家药品不良反应监测机构的业务指导下，负责本行政区域内药品不良反应报告和监测的技术工作。设区的市级以及县级药品不良反应监测机构在同级药品监督管理部门领导和上级药品不良反应监测机构的业务指导下，负责本行政区域内药品不良反应报告和监测的技术工作。

> **② 课堂问答** ─────────────────
>
> 药品不良反应监测的行政监管体系和技术监督体系有哪些区别？

四、药品不良反应监测方法

药品不良反应监测方法主要有志愿报告系统和医院集中监测系统。

1. **志愿报告系统** 也称自愿呈报制度，是一种自愿而有组织的报告制度。医师在诊治患者的过程中，认为患者的某些症状可能由某种药品所致时，即可填写"药品不良反应报告表"，通过一定程序呈报给监测机构。监测机构通过将大量分散资料的收集、积累、分析和反馈，对各种药品的安全性有较全面的认识，从而及早提出警告，指导临床合理用药。

2. **医院集中监测系统** 即以医院为单位，由医师、护士和药师共同合作，在一定时间内根据研究目的详细记录药品的使用情况、药品不良反应的发生情况，有目的地针对某种（或某类）药品的药品不良反应发生率、频度分布、易致因素等进行监测。医院集中监测可分为一般性全面监测和重点监测。一般性全面监测是指在一定时间内对所有住院患者进行药品不良反应的全面监测，可得到各种药品的药品不良反应情况及其发生率。重点监测是对某种肯定的或不能肯定的药品不良反应进行重点监测，目的是查清药品是否存在着某种药品不良反应及得到其发生率。

第三节　药品不良反应的报告

⤵ 情境导入

情境描述：

老李因患肺炎住院，使用了克林霉素进行治疗，治疗过程中出现了恶心、呕吐、胸闷、呼吸困难、四肢抽搐等现象。医院初步判断为药品不良反应，及时处理并按照有关规定进行报告。

学前导语：

医院在发现患者老李使用克林霉素出现的药品不良反应后，及时处理并按照有关规定进行报告，符合药品不良反应报告程序。本节将带领大家学习药品不良反应报告相关内容，了解药品不良反应报告的程序，熟悉药品不良反应报告的要求及报告表的填写。

一、药品不良反应的报告程序

我国药品不良反应的报告实行逐级、定期报告制度，必要时可以越级报告。《药品不良反应报告和监测管理办法》（2011年卫生部令第81号）第十五条规定：药品生产、经营企业和医疗机构获知或者发现可能与用药有关的不良反应，应当通过国家药品不良反应监测信息网络报告；不具备在线报告条件的，应当通过纸质报表报所在地药品不良反应监测机构，由所在地药品不良反应监测机构代为在线报告。

医院药品不良反应报告程序为：医师、药师或护士发现可能与用药有关的不良反应，及时进行详细记录、调查、分析、评价和处理，再由医师或临床药师填写"药品不良反应/事件报告表"，医院药剂科或临床药学组整理、加工、分析、评定后向所在地的设区的市级或县级药品不良反应监测中心报告。各级监测中心进行核实，作出客观、科学、全面的分析，提出关联性评价后报同级药品监督管理部门和卫生行政部门，以及上一级药品不良反应监测机构，逐级上报至国家药品不良反应监测中心，并定期反馈本地区药品不良反应信息。国家药品不良反应监测中心按规定向国家药品监督管理局和国家卫生健康委员会报告，同时一并报送国际药物监测合作中心（图8-1）。

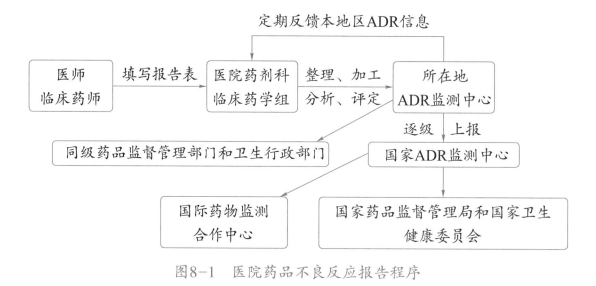

图8-1 医院药品不良反应报告程序

〔 **知识链接**

药品不良反应发生后的处理

发现药品不良反应发生后，应先停用一切药品，以免药品对机体继续损害，且有助于诊断和采取治疗措施。药品不良反应多数停药后无须特殊处理，症状可逐渐缓解。遇到严重的药品不良反应如药品性肝肾功能损害、过敏性休克等，则应采取对症治疗，以减轻药品不良反应造成的损害。

二、药品不良反应的报告要求

医院发现或者获知新的、严重的药品不良反应应当在15日内报告，其中死亡病例须立即报告；其他药品不良反应应当在30日内报告。有随访信息的，应当及时报告。

设区的市级、县级药品不良反应监测机构应当对收到的药品不良反应报告的真实性、完整性和准确性进行审核。严重药品不良反应报告的审核和评价应当自收到报告之日起3个工作日内完成，其他报告的审核和评价应当在15个工作日内完成。应当对死亡病例进行调查，详细了解死亡病例的基本信息、药品使用情况、不良反应发生及诊治情况等，自收到报告之日起15个工作日内完成调查报告，报同级药品监督管理部门和卫生行政部门，以及上一级药品不良反应监测机构。

省级药品不良反应监测机构应当在收到下一级药品不良反应监测机构提交的严重药品不良反应评价意见之日起7个工作日内完成评价工作。对死亡病例，事件发生地和药品生产企业所在地的省级药品不良反应监测机构均应当及时根据调查报告进行分析、评价，必要时进行现场调查，并将评价结果报省级药品监督管理部门和卫生行政部门，以及国家药品不良反应监测中心。

国家药品不良反应监测中心应当及时对死亡病例进行分析、评价，并将评价结果报国家药品监督管理局和国家卫生健康委员会。

> **知识链接** ···

药品群体不良事件的报告

药品群体不良事件是指在使用同一药品过程中，在相对集中的时间、区域内，对一定数量人群的身体健康或者生命安全造成损害或者威胁，需要予以紧急处置的事件。医院应当立即通过电话或者传真等方式报所在地的县级药品监督管理部门、卫生行政部门和药品不良反应监测机构，必要时可以越级报告。药品监督管理部门及监测机构再逐级上报。

三、药品不良反应监测报告表的填写

报告药品不良反应时，需要填写"药品不良反应监测报告表"并进行上报。药品不良反应监测报告表有三类："药品不良反应/事件报告表""群体不良事件基本信息表"和"境外发生的药品不良反应/事件报告表"。本部分主要介绍"药品不良反应/事件报告表"的填写。

（一）填写注意事项

1. 每一个患者填写一张报告表，填报内容应真实、完整、准确。

2. 手工报表因需要长期保存，应用钢笔或签字笔书写，填写内容、签署意见（包括有关人员的签字）字迹要清楚，不得用报告表中未规定的符号、代号、不通用的缩写形式和花体式签名。

3. 叙述项应准确、完整、简明，不得有缺漏项。尽可能详细地填写报告表中所要求的项目。有些内容无法获得时，填写"不详"。

> ▶ 边学边练 ────────────
>
> 进行"药品不良反应/事件报告表"的填写，请见"实训九　药品不良反应报告的模拟实训"。
> ··

（二）填写详细要求

1. 报告次数　分首次和跟踪两种。

2. 报告编码　按省（自治区、直辖市）、市（地区）、县（区）、单位、年代、流水号顺序填写。省（自治区、直辖市）、市（地区）、县（区）编码按中华人民共和国行政区划代码填写。单位编码第一位：医疗机构为1，军队医院为2，计生机构为3，生产企业为4，经营企业为5；个人报告单位编码一栏填写6000。

省（自治区、直辖市）	市（地区）	县（区）	单位	年代	流水号
××	××	××	××××	××××	×××××

3. 报告类型　主要有新的、严重和一般三种。新的药品不良反应是指药品说明书中未载明的不良反应；说明书中已有描述，但不良反应发生的性质、程度、后果或者频率与说明书描述不一致或者更严重的，按照新的药品不良反应处理。一般的药品不良反应是指除新的、严重的药品不良反应以外的所有药品不良反应。

4. 报告单位类别　有医疗机构、经营企业、生产企业、个人和其他，填表人根据自己单位属性选择报告单位类型。

5. 患者姓名　填写患者真实全名。①当新生儿被发现有出生缺陷时，如果报告者认为这种出生缺陷可能与孕妇在妊娠期间服用药品有关，患者是新生儿，将母亲使用的可能引起新生儿出现ADR的药品列在可疑药品栏目中；②如果孕妇在妊娠期间服用药品出现ADR，没有影响到胎儿/新生儿，患者是母亲；③如果ADR是自然流产或胎儿死亡，患者是母亲；④如果新生儿和母亲都发生ADR，应填写两张报告表，并注明两张报告表的相关性。

6. 性别　在相应方框填入"√"。在填写选择项时应规范使用"√"，不应使用"×"等其他标志，避免理解误差。

7. 出生日期　患者的出生年应填写4位数，如2022年。如果患者的出生日期无法获得，应填写发生不良反应时的年龄。

8. 民族　据实填写。

9. 体重　注意以千克（公斤）为单位。如果不知道准确的体重，请做一个最佳的估计。

10. 联系方式　最好填写患者的联系电话或者移动电话。如果填写患者的通信地址，请附上邮政编码。

11. 原患疾病　患者所患的所有疾病。疾病诊断应填写标准全称，如急性淋巴细胞白血病，不能写ALL。

12. 医院名称、病历号（门诊号）　认真填写患者的病历号（门诊号），以便于对病历详细资料的查找。企业填写须填写病例发生的医院名称。

13. 既往、家族药品不良反应/事件　根据实际情况正确选择。如选择"有"，应具体说明。

14. 相关重要信息　注明是否有吸烟史、饮酒史、妊娠期、肝病史、肾病史、过敏史或其他特殊情况。

15. 怀疑药品　报告人认为可能与不良反应/事件发生有关的药品。如果有四个以上（含四个）的怀疑药品，可另说明。

16. 药品名称　同时填写商品名和通用名。如果没有商品名或商品名不详，统一填写"不详"。通用名称要填写完整，不可用简称，如"氨苄""先V"等。监测期内的药品、进口药上市5年内药品应在通用名称左上角以"*"注明。

17. 生产厂家　填写药品生产企业的全称，不可用简称，如"上五""白云"等。

18. 生产批号　填写药品包装上的生产批号，请勿填写产品批准文号。

19. 用法用量　填写用药次剂量、给药途径和日次数。例如500mg、口服、每天四次或者10mg、静脉滴注、隔日。如静脉给药，需注明静脉滴注、静脉推注等。对于规定要缓慢静脉注射的药品应在报告表注明是否缓慢注射。

20. 用药起止时间 是指同一剂量药品开始和停止使用的时间。如果用药过程中改变剂量应另行填写该剂量的用药起止时间，并予以注明。用药起止时间大于一年时，应按"××××年×月×日—××××年×月×日"格式填写；用药起止时间小于一年时，按"×月×日—×月×日"格式填写；如果使用某种药品不足一天，可填写用药持续时间，例如一次或者静脉滴注一小时。

21. 用药原因 填写使用该药品的具体原因，例如患者既往有高血压病史，此次因肺部感染而注射氨苄西林引起不良反应，用药原因栏应填"肺部感染"。

22. 并用药品 不良反应/事件发生时，患者同时使用的其他药品（不包括治疗不良事件的药品），而且报告人认为这些药品与不良反应/事件的发生无直接相关性（并用药品可能会提供未知的药品相互作用信息，或者可提供ADR的另外解释，故需列出与怀疑药品相同的其他信息）。如果有四个以上的并用药品（含四个），可另说明。

23. 不良反应/事件名称 对明确为药源性疾病的填写疾病名称，不明确的填写ADR中最主要、最明显的症状。不良反应/事件名称的选取参考《WHO药品不良反应术语集》。

24. 不良反应/事件发生时间 填写不良反应/事件发生的确切时间。当一个胎儿因为先天缺陷而发生早产或流产时，不良反应/事件的发生时间就是妊娠终止日期。当一个新生儿被发现有出生缺陷，不良反应/事件的发生时间就是该新生儿的出生日期。

25. 不良反应/事件过程描述及处理情况

（1）填写不良反应/事件开始及变化过程时，均需注明具体时间，如××××年×月×日，不要用"入院后第×天"或"用药后第×天"等。

（2）填写不良反应/事件表现时，要明确、具体。如为过敏型皮疹，要填写皮疹的类型、性质、部位、面积大小等；如为心律失常，要填写何种心律失常；如为上消化道出血，有呕血者，需估计呕血量的多少；严重病例应注意生命体征指标（体温、血压、脉搏、呼吸）的记录。

（3）填写与可疑不良反应/事件有关的辅助检查结果时，要尽可能明确。如怀疑某药引起血小板减少症，应填写患者用药前的血小板计数情况及用药后的变化情况；如怀疑某药引起药物性肝损害，应填写用药前后的肝功变化情况，同时要填写肝炎病毒学检验结果。所有检查要注明检查日期。

（4）填写本次临床上发现的不良反应/事件的处理情况，主要是针对不良反应/事件而采取的医疗措施，包括为关联性评价而进行的辅助检验结果，如补做皮肤试验的情况。

26. 不良反应/事件结果

（1）本次不良反应/事件经采取相应的医疗措施后的结果，不是指原患疾病的后果。例如患者的不良反应已经痊愈，后来又死于原患疾病或与不良反应无关的并发症，此栏应选择"痊愈"。

（2）不良反应/事件经治疗后明显减轻，在填写报告表时尚未痊愈，选择"好转"。

（3）不良反应/事件经治疗后，未能痊愈而留有后遗症时，应注明后遗症的表现。后遗症为永久的或长期的生理机能障碍，应具体填写其临床表现，注意不应将恢复期或恢复阶段的某些症状视为后遗症。

（4）患者因不良反应/事件导致死亡时，应填写直接死因和死亡时间。

（5）对于不良反应/事件结果为有后遗症或死亡的病例，应附详细资料。

27. 停药或减量后，反应/事件是否消失或减轻？据实填写。

28. 再次使用可疑药品是否再次出现同样反应/事件？据实填写。

29. 对原患疾病的影响　分为不明显、病程延长、病情加重、导致后遗症、导致死亡5种，据实填写。

30. 关联性评价　分为肯定、很可能、可能、可能无关、待评价、无法评价6级，可根据药品不良反应评定标准进行评价。

31. 报告人及单位信息　据实填写。报告人签名应字迹清晰，容易辨认。

🔍 案例分析

案例：

患者杨某，女，57岁，因病毒感染引发病毒性肺炎，2021年10月8日入某市人民医院治疗，给予双黄连注射液（某医药企业生产）40ml，加入250ml 5%葡萄糖静脉滴注，5~10分钟后患者感到胸闷、呼吸困难，周身发痒、发汗、局部见红色斑丘疹。立即停药，给患者肌内注射地塞米松10mg，休息30分钟后上述症状缓解。同时，治疗医师、药师或护士进行了不良反应报告。

分析：

此案例中，发现可能与用药有关的不良反应后，治疗医师、药师或护士应当立即进行详细记录、调查、分析、评价和处理，认真填写"药品不良反应/事件报告表"，由医院药剂科整理、加工、分析、评定后，30日内向某市药品不良反应监测中心报告。

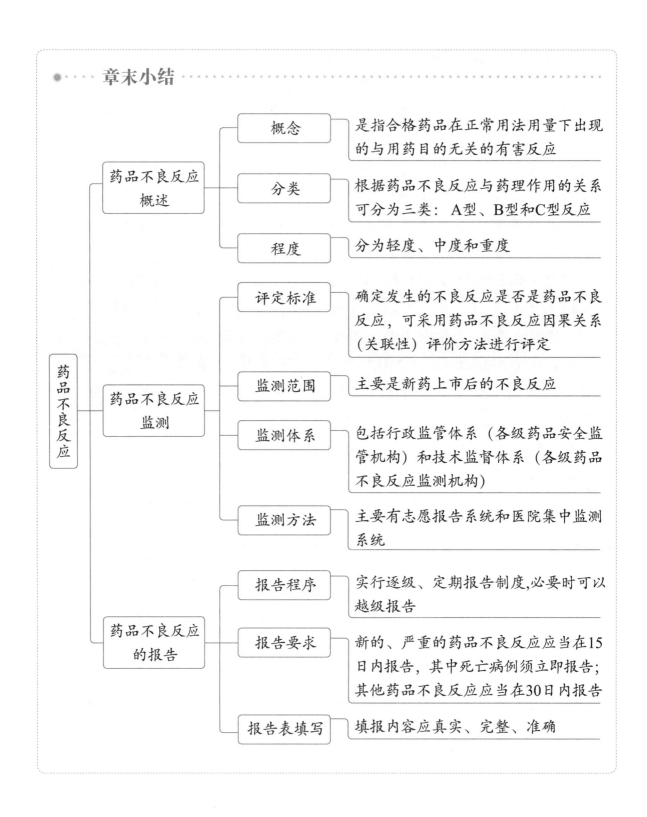

章末小结

药品不良反应概述
- 概念：是指合格药品在正常用法用量下出现的与用药目的无关的有害反应
- 分类：根据药品不良反应与药理作用的关系可分为三类：A型、B型和C型反应
- 程度：分为轻度、中度和重度

药品不良反应监测
- 评定标准：确定发生的不良反应是否是药品不良反应，可采用药品不良反应因果关系（关联性）评价方法进行评定
- 监测范围：主要是新药上市后的不良反应
- 监测体系：包括行政监管体系（各级药品安全监管机构）和技术监督体系（各级药品不良反应监测机构）
- 监测方法：主要有志愿报告系统和医院集中监测系统

药品不良反应的报告
- 报告程序：实行逐级、定期报告制度，必要时可以越级报告
- 报告要求：新的、严重的药品不良反应应当在15日内报告，其中死亡病例须立即报告；其他药品不良反应应当在30日内报告
- 报告表填写：填报内容应真实、完整、准确

1. 药品不良反应的定义是什么？包括哪三层含义？
2. 药品不良反应因果关系评价标准有哪些？
3. 简述医院药品不良反应报告程序。

（余卫强）

第九章

药学服务

学习目标

知识目标

- 熟悉　药学信息服务以及用药咨询服务的相关内容。
- 了解　药学服务、全程化药学服务的含义。

技能目标

- 熟练掌握　药学信息服务的实施。
- 学会　药学信息的收集、整理和评价。

为了深入贯彻落实习近平新时代中国特色社会主义思想和党的十九大精神、推进实施健康中国战略、进一步转变药学服务模式、提高药学服务水平、满足人民群众日益增长的医疗卫生健康需要，2018年11月21日，国家卫生健康委员会、国家中医药管理局印发了《关于加快药学服务高质量发展的意见》（国卫医发〔2018〕45号）。文件从以下几大方面提出意见：①进一步提高对药学服务重要性的认识；②推进分级诊疗建设，构建上下贯通的药学服务体系；③加快药学服务转型，提供高质量药学服务；④加强药师队伍建设，充分调动药师队伍积极性；⑤积极推进"互联网+药学服务"健康发展。

药学服务是新形势下患者对药物治疗的客观需求，药学人员通过药学专业知识向医师、护师、患者及其家属、社会公众等提供药物选择、药物使用的相关知识，从而提高药物治疗的安全性、有效性、经济性，促进药物合理应用，达到改善患者生活质量的既定目标。药学服务工作的开展是我国医药发展的一个必然趋势，高质量的药学服务必将在药物治疗过程中发挥重要作用。

第一节　药学服务概述

⏩ 情境导入

情境描述：

2020年初，由于新型冠状病毒肺炎疫情的影响，全国多地实行交通管制，大量慢性疾病患者药物储备告急，为了给全国各地的患者紧急续药，某医院从2020年2月3日开始启动应急举措，通过互联网医院，加班加点为患者寄送药品。截至2月19日，已向全国各地发出超过1 000单药品。随着疫情的延续，缺药的患者越来越多，互联网医院竭力与药厂、物流等行业伙伴协同解决缺药患者购药难的问题。

学前导语：

突如其来的新型冠状病毒肺炎疫情，让所有人措手不及。为了适应新形势的要求、促进药学服务的高质量发展，国家卫生健康委员会提出积极推进"互联网+药学服务"健康发展，以转变药学服务模式、提高药学服务水平、满足人民群众日益增长的医疗卫生健康的需要。本节将带领大家学习药学服务相关内容，认识什么是药学服务，如何实施药学服务，掌握药学服务的基本技能。

一、药学服务的概念

药学服务是在临床药学的基础上发展起来的，指面向医院患者、医护工作者及社区居民等关心用药群体提供全方位与药品使用相关的各类服务。其内涵与药学保健、药疗保健、药学监护、药学关怀一致。

（一）药学服务的基本要素

药学服务的含义中包括了其基本要素，即"与药物使用"有关的"服务"。具体可细化为药物治疗、实施服务、预期结果、改善生活质量和药师责任五个要素，这五个基本要素在药学服务中都有特定的含义。

1. 药物治疗　药学服务要求药师不仅要提供合格的药品，更重要的是要对药物治疗过程进行决策和指导。包括药物品种的选择、剂量、给药方法和途径、患者依从性、治疗效果等作出判断，同时还包括提供与药物有关的信息等。

2. 实施服务　药学服务是药师对公众健康状况的关心和责任，以公众健康为首位，是药师对服务对象实施的发自内心的、负责的服务行为。

3. 预期结果　药学服务这一新模式与以往的服务模式相比，提供了药物治疗取得更好预期结果的保障，包括预防疾病、治愈疾病、消除或减轻症状、阻止或延缓病程，提高公众生活质量，这些结果正是医师、药师、患者所期望的，也是医疗卫生保健的最终目标。

4. 改善生活质量　药物不仅仅是防治疾病的工具，更是改善患者生活质量的重要手段。药物治疗的目标不一定都是治愈患者，而应因病、因人而异，达到与之相适应的预期治疗结果，提高生活质量。

5. 药师责任　药学服务过程中，药师需要倾注身心，保证药物治疗的质量，直接对服务对象的药物治疗结果负责。药师与服务对象可以看成是一种信托关系，公众将药物治疗托付给药师，药师接受委托并承担责任，协助医师制订药物治疗计划、监督该计划的实施并保证取得预期的结果。

（二）药学服务与临床药学的区别

药学服务是在成功开展临床药学活动的基础上发展起来的，在内容和形式上有很多相同之处，而且临床药学是目前实施药学服务成效比较显著的部门。但药学服务不是临床药学的代名词，药学服务是一个全新的概念，在许多方面与临床药学有着本质的区别。

1. 服务对象不同　临床药学的服务对象是住院患者，药学服务的服务对象是全体公众。临床药学是实施药学服务的一个部门，是药学服务中的一个环节，其服务对象是住院患者，而门诊患者很少能接受到临床药师的服务，社区公众就更与临床药学无缘。而药学服务的服务对象是公众，服务过程包括治疗前和治疗后，甚至对尚未患病的社区公众进行预防保健教育，也是药学服务的一项内容。

2. 指导思想不同　临床药学强调"以患者为中心"，而药学服务全面体现"以人为中心"的指导思想。临床药学直接面对患者，临床药师关注药物的血药浓度监测、药代动力学特征及剂量调整研究等，其工作重点放在药物使用的过程，着重某种计划或操作（如治疗药物监测、药物不良反应监测、药物利用评价）。而药学服务是向患者或者公众提供服务和治疗决策，而不仅仅是治疗药物。药学服务的实施真正使药学人员的职业与对公众健康和生活幸福的责任紧密相连。

3. 涵盖范围不同　临床药学是医院药学发展的一个分支，从一开始就朝着专业化的方向发展，分不同的专业和专科。而临床药师的业务活动面比较局限，如儿科的临床药师平时只参加儿科的查房和会诊，对其他专科的药物使用可能就不太熟悉。药学服务是药学工作的全部，所有药师都要围绕公众健康工作，而公众的健康和生活质量是药学工作的最终目标。药学服务强调全体药师的集体参与，当然也包括临床药师，是药学人员的分工协作。

4. 责任主体不同　以往医疗模式中医师承担了医疗的主要责任，医疗纠纷和诉讼的主要对象也是医师。随着药物治疗复杂性的增加，医师、药师、护师共同承担着各自相应的责任。而药学服务突出了药师责任，使药师与服务对象形成全新的关系。虽然目前各国医疗法规中尚没有相应的规定，但是药学服务的实施将使药师在法律上对服务对象的预期结果承担责任。

（三）全程化药学服务

1. 全程化药学服务的含义　全程化药学服务是在整个医疗卫生保健过程中，药师应用药学专业知识向医务人员、患者及公众提供直接的、负责任的、与药物使用有关的服务，以期提高药物治疗的安全性、有效性与经济性，实现改善与提高人类生活质量的理想目标。服务不仅仅由药师个人实施，而更需要通过集体合作完成，药学服务不是在药物治疗过程中一次性的服务，而是在整个疾病的治疗过程中持续不断的。在医院由医院的药师负责患者的药学服务任务，出院后由社区药房的药师负责患者的保健服务任务，使患者无论何时何地均能得到需要的药学服务。因此，药学服务不是医院药师的专职，它是全社会药师共同的责任。

2. 全程化药学服务的基本内容　全程化药学服务内容丰富，涵盖用药的全过程。服务场所也不仅局限于医院，而是由医院拓展到社区、家庭、社会药店，服务内容也由单纯的药物治疗发展到预防、保健、康复、治疗等多方面。其具体内容主要包括医院药品调剂部门的药学服务、临床药师的药学服务、应急状态药学服务、特殊人群的药学服务、常见慢性疾病的药学服务、药学信息服务、用药咨询与健康教育、个体化给药技术与服务、药品风险管理与用药风险防范、社区药学服务、社会药店的药学服务等。

二、药学服务的实施

虽然药学服务内容随服务对象和场所不同而有所区别，服务内容也各有侧重，但其基本过程是一致的，可分为五个阶段：病情检查、方案评估、制订计划、适度干预、监测随访等。现以临床药师的药学服务为例，介绍药学服务实施的流程（图9-1）。

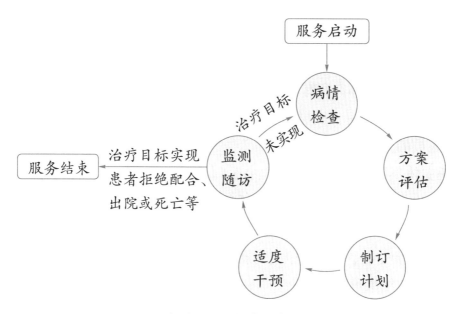

图9-1　临床药师的药学服务流程示意图

临床药师从接到住院患者新的药物治疗方案起，药学服务工作就开始启动了，其一般流程包括如下几方面。

1. 病情检查　临床药师要根据医师诊断初步检查治疗方案，征询患者对药物治疗的意见，回答患者对相关药物提出的咨询。药师必须检查医嘱、处方和药房记录，记录患者信息，会见患者或代理人，如果需要还应与医师、护士等一同分析该患者重要的症状和实验室数据。

2. 方案评估　对患者、药物和疾病信息进行分析评估，区分潜在的和现实存在的药物治疗问题，记录药物治疗问题，研究药物和疾病信息。

3. 制订计划　在上述工作基础上制订药学服务计划，优先考虑药物治疗问题，建立治疗目标和评价标准。

4. 适度干预　分析反馈信息，如果必要，可以对患者的治疗过程进行适度干预，向患者建议药物或非药物治疗方案或提供教育材料，药师要记录干预结果。

5. 监测随访　制订合适的随访时间，监测治疗结果并记录结果。

如果未能达到治疗目标，应重复药学服务过程；如果实现治疗目标或患者拒绝配合、出院、死亡等，则该药学服务工作结束。

临床药师的药学服务只是药学服务中的一个环节，药学服务的最终目标是使公众健康得到很好的保障，实施药学服务是药学事业发展的一个里程碑，也是社会发展的必然，是公众对健康和生活质量进一步提升的需要。作为药师，应顺应这种发展、满足这种需求，发挥自己的专业特长，担负起为公众健康保驾护航的职责。

第二节　药学信息服务

⊙ 情境导入

情境描述：

患者，女，58岁，因胃大部分切除术后远期并发症入院。胃大部分切除后，胃酸降低，含铁食物不经过十二指肠，致铁吸收不良导致患者贫血。患者入院后口服铁剂无效而改用静脉输注铁剂（蔗糖铁），用药1周后患者血常规检查结果显示血红蛋白（Hb）值并未升高，医师咨询药师是否需换用其他静脉输注的铁剂。

药师经查阅资料后获知：补充铁剂后2周以上至4周才会出现Hb上升，并且有资料显示经过3周的治疗，血红蛋白（hemoglobin，Hb）可以上升20g/L，平均红细胞体积（mean corpuscular volume，MCV）也随Hb的上升而上升，网织红细胞可以在铁剂治疗后上升。故药师建议主治医师应先观察网织红细胞是否有所上升，并且在使用3周后观察Hb是否上升，再考虑是否换用其他铁剂。在接受药师的建议后，患者依据原方案继续治疗，10天后再次检查血常规，检查结果显示Hb值上升。

学前导语：

本案例中，药师提供的药学服务对患者的治愈起到了很好的指导作用。本节将带领大家学习什么是药学信息服务、如何进行药学信息服务，掌握医院药学信息服务的基本技能。

医院药学信息服务是医院药学工作人员提供药学技术服务的一种方式，也是医院药学发展的主要方向之一。

一、药学信息的收集

药学信息也称药品信息，包括与药物直接相关和间接相关的药物信息，如新药信息、质量信息、货源信息、价格信息、药品专利信息、药品生产和上市信息、药品研究开发信息、药品监督和管理信息、药学教育信息等。

医院药学信息是一种客观的，涉及药物的药理学、毒理学、药剂学和治疗用途等方面的知识和资料。其内容十分广泛，包括药品的化学名、化学结构、理化性质、功效作用、用法用量、吸收代谢、不良反应、相互作用、配伍禁忌、药品价格、相关剂型、临床疗效、中毒解救、对比资料等，以及患者用药诊断和治疗过程中任何与其相关的信息。

（一）医院药学信息的特殊性

1. 以患者为中心，围绕患者用药安全性、有效性、经济性、适当性展开，实现合理用药。

2. 实施者主要是医院药剂科的药学人员，服务的对象包括医师、患者、护士等各类人群，以及药事管理与药物治疗学委员会（组）等组织。

3. 信息资源来源多、形式复杂多样、文献数量多，需要花费较多时间进行信息收集、甄别、整合。

（二）获得医院药学信息的途径

随着现代信息科学的迅速发展，医院药学信息服务也由原有的被动收集数据、整理保存资料和回答患者、医师咨询等初始模式发展为主动传播药学信息、辅助医疗决策和开发医药信息产品的现代模式。

1. 工作基本需求　开展医院药学信息服务要在人力、物力上给予基本支持。从事药学信息服务的人员应当是接受过相关的专业技术培训后的药师以上人员，需要同时具备收集、整理和评价、管理药学信息的能力；配备专门的药物咨询室，并配有可进行网络检索的计算机及满足工作需要的常用药学权威工具书和药学期刊；有条件的可购买使用方便、快捷的药学软件和文献数据库。

2. 获得医院药学信息的途径　药学信息资源非常丰富，医院可根据实际情况有选择地开发和利用。获得药学信息的途径主要有以下几个方面。

（1）图书：图书提供的信息全面、真实、规范、系统，但提供信息的时间往往具有延后性，药学类图书主要包括药典、教材、专著、工具书等。

1）药典：药典是国家颁布的有关药品质量标准的法典，具有法律约束力，是药学专业必备的工具。如《中华人民共和国药典》（2020年版）、《美国药典》（第43版）、《英国药典》（2022年版）、《日本药局方》（第17版）、《欧洲药典》（第10版）等。

2）教材：我国药学、中药学类国家级规划教材主要由国内知名的药学、中药学专家和教授集体编写而成，由医药行业著名出版社出版发行，已出版多轮，具有经典性和权威性，参考价值很高。

3）专著和工具书：如《陈新谦新编药物学》（第18版）、《中华人民共和国药典临床用药须知》、《中国医师药师临床用药指南》、《中国国家处方集》（第2版）、《古德曼吉尔曼治疗学的药理学基础》、《马丁代尔药物大典》（原著第37版）等。

🔗 **知识链接**

《马丁代尔药物大典》

《马丁代尔药物大典》由英国大不列颠药学会药学科学部所属的药典出版社编辑出版，初版于1883年发行，至2014年已发行至41版，是全球知名和权威的药物大全。全书收录超过6 000种药物专论、180 000种制剂、54 000篇参考文献、来自43个国家和地区的20 000个厂家和经销商、近700个疾病概述，内容涉及药品、草药、诊断试剂、放射性药品、药用辅料、毒素和毒物等，可为临床医师和药师提供最新、最准确的全球用药资讯。中文版（原著第37版）由知名专家李大魁、金有豫、汤光主译并审校、近200名医师和药师参与翻译和校对后出版发行。

（2）原始文献：主要包括期刊、报纸、论文、专利、年鉴等。

1）期刊：又称杂志或连续出版物，是药学信息的主要来源和载体，也是教材、专著、年鉴等图书编写的主要文献资源，具有内容新、数量大、品种多、周期短和报道快等特点。

2）报纸：医药类的报纸主要宣传医药法律法规，传达医药信息，普及医药卫生知识。报纸刊载的多是科普性文章，与期刊相比，其学术性要弱些。

3）论文：包括学位论文和会议论文。学位论文分为学士论文、硕士论文、博士论文三种，其中博士论文和优秀硕士学位论文具有较高的学术价值；会议论文属于公开发表的论文，具有一定的学术价值，国内和国际学术交流会议一般会出版会议论文集。

4）年鉴：《中国药学年鉴》是我国唯一的药学学科专业年鉴，其内容丰富、信息密集、资料翔实，对从事医药教育、科研、生产、经营、应用和管理的药学工作者具有重要的参考价值。

（3）药品说明书：药品说明书是药品生产企业提供的，经国家药品监督管理部门批准的，包括药品安全性、有效性等重要科学数据、结论和信息，用以指导合理使用药品的技术性资料，是临床用药的最重要依据，同时也是判断用药行为是否得当、具有法律效力的依据。

（4）网络信息资源：网络信息资源又称数字信息资源，以网络为传播媒介，具有社会性、共享性、动态性、实时性等特点，但来源复杂需要甄别。主要包括数据库、电子图书、电子期刊、电子报纸、专业网站、电子公告、网络论坛等。一些医药文献检索数据库如中国知网、维普资讯、万方数据库等，可以进行全文检索，更新快，并可提供关键词索引、著者索引等，通过检索可以快速查询到全面的、相关的药学信息。

（5）药品政策、法规、新闻、管理性文件和质量标准：为用药时所遵循的原则或依据，应及时关注并收集整理。

（6）本院资料的收集和整理：一般包括两个方面，临床用药方面的资料和医院药学、药剂科业务方面的资料。前者主要来自临床，如门诊处方用药和住院病历医嘱用药的调查分析资料。后者来自本院药事管理及药物治疗学方面的规定，如临床药学方面的原始记录、本院药品集或《药讯》等。

（7）学术交流、专题报告会、继续教育讲座：是更新和获得药学信息的好机会。通过它们可以了解到某个专业领域最新的情况和专家对某个药学问题的独到见解。收集到这些独一无二的信息，可以弥补参考书等其他资料的不足。

（8）商业渠道的推广资料：如药品生产企业、药品经营单位举办的产品推广会、新药介绍会所提供的某些信息是他们所特有的，是从其他地方得不到的。但由于具有片面性，要注意辨别这些资料所含信息的真实性和可靠性。

（三）医院药学信息的整理和评价

1. 医院药学信息整理　计算机技术促进了数字信息源的建立和完善。把通过各种方式收集来的药学信息，按照药学信息室制定的分类方法进行分类，做好编目与索引，建立目录及计算机查询系统，使药学信息室有大量的药学信息储备且不断更新，利用现代数据库技术，结合本单位实际需要，建立药学信息库，将图书、期刊等纸质信息逐步转换为数字信息，开发或引进药学信息管理系统软件，为药学信息服务的顺利实施奠定基础。

常用的分类方式有三种：①按照加工层次不同，分为一级信息、二级信息和三级信息；②按照来源，可分为本院资料、国内资料、国外资料、网络资料；③按照检索条目或主题，可分为药物名称、药物概况、理化性质、药理作用、临床应用、药动学、相互作用及配伍禁忌、药物过量中毒、质量标准、政策法规等。

2. 医院药学信息评价　药学信息必须要经过评价才能应用于临床实践。掌握科学、合理的药学信息评价方法十分重要。药学信息的评价是客观的，在评价的过程中应尽量避免主观性或其他人为因素的影响。

（1）来源评价：无利害关系的第三方（如向社会提供药学信息的权威机构）提供的药学信息，一般具有较高的科学性、全面性和准确性，如国家药品监督管理部门批准和提供的药学信息、来源于权威的参考书籍或知名期刊文献的药学信息以及国外的一些新药资料。商业系统提供的信息常有倾向性，要选择性对待这些商业化来源的信息。对于在国外仍处于临床研究阶段，而国内已批准上市的新药，使用时要特别谨慎。同时，由于不同生产企业生产工艺不同，生产出来的药品在疗效上可能存在一定的差异，医师需要了解不同厂家生产的、商品名称不同的同一种成分的药品情况。

（2）新颖性和全面性评价：考察信息的新颖性主要是观察信息的报告和出版时间。一般来讲，定期出版的权威刊物值得信赖，可提供较新颖且可靠的药学信息。此外，其他医院定期出版的《药讯》也可提供较新的信息。

药学信息的全面性要针对不同的药学信息进行评价，如对于药物手册而言，所收载的药物品种的数量就是观察它的全面性指标，品种越多，全面性越好。但对于一篇研究论文来说，则不要过分追求它的全面性，这类信息按要求能阐述清楚一个问题，甚至一个问题的某个方面就可以。

（3）客观性和可靠性评价：药学信息的客观性与可靠性是相联系的，只有客观的，才可能是准确可靠的。权威的、有影响的研究机构和有经验的、学历高的研究人员完成的研究论文客观性和可靠性高。有些研究需要大量的人力、物力和时间的投入，从这几个方面可初步判断出它的客观性。

二、医院药学信息服务的内容和方式

（一）医院药学信息服务概述

医院药学信息服务是指在医院药剂科中药学人员进行的药学信息的收集、保管、整理、评价、传递、提供和利用等工作。计算机信息技术的高速发展，为医院药学信息服务提供了高效、方便而又可靠的工具。以计算机为代表的现代信息技术，包括医院信息系统、互联网、数据储存分析和知识发现、信息利用等人工智能技术，提供的服务产品主要是用药指导意见、药物治疗方案建议等，也包括对医院管理决策的建议和对医院药师的继续教育。

1. 医院药学信息服务的意义　医院药学信息服务建立在满足社会公众需要的基础上，是全程化药学服务的精髓，其目的是指导临床合理用药，收集药物的药理、毒理和疗效等相关信息，建立药学信息服务系统，提供用药咨询服务。优质的医院药学信息服务能最大化地发挥出药师的专业价值，能使医、药、护、技有机地结合起来，成为一个互助协作的整体，真正做到以患者为中心实施药学服务。

2. 医院药学信息服务的特点　从事药学信息服务的人员应当是药学专业人员，同时要求掌握必要的药学信息收集、评价和管理的技能，这就决定了医院药学信息服务的工作特点，有以下几点。

（1）规范化和连续性：医院药学信息服务需要系统地收集药学信息，还需要对信息进行评价和有效的规范化管理。医院药学信息服务是连续性的工作，要积极主动地积累知识，以确保能够不断地向临床提供最新和最准确的药学信息。

（2）及时性和实用性：医院药学信息服务除了要求答复必须准确、迅速、及时外，还要注重信息的实用性。

（3）广泛性和复杂性：药学信息服务与科研文献调研不同，其服务的对象多而广，所咨询的问题小而杂，具有服务的广泛性和复杂性。

（二）医院药学信息服务的内容

医院药学信息服务工作是围绕患者用药的安全性、有效性、经济性展开的，意在充分发挥药学信息资源的作用，促进药学服务和医疗卫生水平的提高；指导临床合理用药，收集药物安全性和疗效等信息，建立药学信息系统，提供用药咨询服务。医院药学信息服务的主体是医院药师，服务对象包括患者、医师、护士等各类人群以及药事管理与药物治疗学委员会（组）。基本内容包括以下几个方面。

1. 药学信息的收集、整理、保管、评价和传播。

2. 向患者、临床医护人员提供药学信息服务。

3. 以疗效、安全性、费用和患者因素为科学依据，建立和维护处方集。

4. 负责本院《基本药物目录》的编印和修订，出版《药讯》等药学信息和用药指导等印刷品，就药品的使用等对患者及其家属、医护人员及健康工作者进行宣传教育。

5. 参与药品不良反应事件的报告和分析，对药品的使用进行评价，为地方药品监督管理局提供药品使用的再评价数据，确保药品使用的安全可靠。

6. 为医院药事管理与药物治疗学委员会（组）编制和提供药事管理相关资料。

案例分析

案例：

药剂专业的小明同学，周末去药店买药，看到保健品区设立了"免费查钙"的柜台，围了很多人在等待检查。小明仔细看了一会，发现绝大多数检查单上都有"缺钙，请及时补钙"的字样，同时，补钙的保健品区和药品也在促销。邻居李阿姨看到小明，向小明咨询有关补钙的知识，小明应该如何回答？

分析：

小明查阅补钙的相关文献后告诉邻居李阿姨：

1. 钙是人体的矿物质中含量最多的元素之一，钙几乎参与了人体所有的生命活动，需要补钙的人群有婴幼儿、青少年、孕产妇、更年期妇女等。根据李阿姨的年龄补钙建议为 1 500mg/d。

2. 应选择正确的补钙方法。先到正规医院检查是否缺钙，缺钙应在医师或药师的指导下选药。

（三）医院药学信息服务的方式

1. 医院药学信息服务对象

（1）医师、护士：医师、护士是药学信息服务的主要对象。患者用药过程中，医师制订给药方案，护士负责正确执行，他们往往需要被动或主动的药学信息服务。如医师咨询某种药品的成分是什么，针对某种疾病的药物选择有哪些？护士咨询如何正确地配制或注射药品、换药的时间及顺序等。

（2）患者、用药公众：患者是整个药学信息服务的核心，给医师、护士的服务是间接地为患者服务。药师直接地向患者提供药学信息服务正越来越受到重视，药师应深入临床了解患者的病情和治疗效果，同时也有责任直接向患者解释药物治疗中的有关问题，帮助患者提高药物治疗的依从性，最大限度地提高药物治疗的效果。药剂人员在给患者发药时，应主动做好用药指导，标识所取药品的用法、用量，交代用药注意事项及可能发生的毒副作用。

每位药师都有责任和义务为需要药学信息服务的用药公众提供及时、准确、可靠的药学信息服务。对待任何咨询者，药学信息服务人员必须态度认真、诚恳、负责。咨询的形式多种多样，可当面询问、电话提问、网络咨询或信函等。对于比较复杂的咨询，首先要了解咨询者的文化和专业背景以及提问的类型，再确定回答的方式。简单的问题可立即给予口头回答；复杂的问题需要查阅材料后，编印书面资料给予解答；普遍性的、针对医务人员的问题可在医院内部网上发布。

（3）药事管理与药物治疗学委员会（组）：药事管理与药物治疗学委员会（组）提供起草或修订医院《基本药物目录》、整理药物疗效、相互作用、不良反应等相关资料时，需要药学信息服务人员提供信息作为参考。

2. 医院药学信息服务方式

（1）内部药学信息资料的编写、传播和交流：医师、护士是药学信息服务的主要对象，药学信息服务应采用多种形式，定期编印一些内部刊物或交流资料，比如①医院《药讯》的编写，应立足于本院的实际情况，通过药物评价、不合理用药、新药介绍、药品不良反应等内容的整理汇编来指导临床合理用药；②医院处方集的编写，可将院内协定处方、医院在库及供使用的药品相关情况、特殊药品的管理、特殊人群的用药注意事项等内容进行汇编，有利于保证药品治疗的质量、优化用药管理以及减少处方差错。

计算机技术尤其是网络技术的应用，可帮助建立医院内部药学网站、医师药师网上通道，通过网络实现为医务人员提供药学信息服务。医院管理系统（hospital information system，HIS）的完善和院内软件如医院用药招标软件系统的开发，极大地提高了药学信息服务的效率。

药师到临床一线参与查房和病例讨论，协助医师选择药物治疗方案，协助护士实施药物治疗和用药护理，这是一个主动获取药学信息的过程，也是进行药学信息服务的过程。这个过程可把一些新的药物信息带到临床一线，同时也体现了医院药学信息服务以患者为中心的服务理念。

（2）面向患者、用药公众的药学知识宣传和咨询服务：每位药师都有责任和义务为服务对象提供及时、准确、可靠的药学信息服务。药剂人员在给患者发药时，主动做好用药指导标识，交代用药注意事项、所取药品的用法用量及可能发生的毒副作用；与患者交流沟通，督促用药方案的实施、获取、记录并整理患者用药效果；对于典型病例及老年疾病、慢性疾病患者通过建立药历来了解药物治疗的整个过程，必要时定期回访，可采取口头咨询、书面咨询、电话咨询或网络咨询的方式去了解用药情况，指导合理用药。同时，药学信息服务人员将收集到的药物信息提供给药事管理与药物治疗学委员会（组），作为起草或修订医院《基本药物目录》所需要的技术资料，在药品管理中发挥参谋作用。

案例分析 ··

案例：

患儿，女，4岁7个月，皮肤和黏膜有出血点，来儿科就诊。家人自述：因上呼吸道感染，体温39.5℃，服用过尼美舒利颗粒。该医院儿科医师很少用该药来缓解患儿高热，向药剂科药师咨询相关情况。请提供药学信息服务。

分析：

1. 医护人员是医院药学信息服务的主体，应该迅速做出解答。

2. 2011年5月，国家食品药品监督管理局在《关于加强尼美舒利口服制剂使用管理的通知》中规定：尼美舒利口服制剂禁止用于12岁以下儿童。

3. 尼美舒利颗粒属于非甾体抗炎药，为处方药，应在医师或药师的指导下用药。常见的不良反应有胃肠道反应、过敏反应；影响神经系统、肝脏、肾脏；凝血功能障碍等。严重不良反应有死亡、致畸、器官永久性损伤、肝功能衰竭、肝坏死和胆汁淤积型肝炎等。

4. 尼美舒利口服制剂为抗炎镇痛的二线用药，只能在至少一种其他非甾体抗炎药治疗失败的情况下使用；并应依据临床实际情况采用最小的有效剂量、最短的疗程，以减少药品不良反应的发生。

··

三、医院药学信息服务的实施步骤

科学、规范地实施药学信息服务，有利于保证药学信息服务实施的质量，保证患者、医护人员等得到持续、标准、规范的药学信息服务，有利于他们理解和掌握临床药师提供的信息。下面以患者药学信息服务为重点，介绍医院药学信息服务的实施步骤。

1. 明确服务对象　医院药学信息服务对象包括医师、护士、患者、公众、医药卫生管理人员等。不同的对象所关注的问题不同：医师往往关注疾病的临床药物选择、合理应用及给药方案制订等；护士往往关注用药方案的执行、药物间的配伍禁忌等；患者比较关注药物疗效、成本及安全性；公众比较关注选药用药、合理用药；医药卫生管理人员则比较关注药物相关的宏观政策。临床药师应根据服务对象的类型与特点，有针对性地开展药学信息服务。

2. 获取背景信息　根据服务对象（咨询者）提出问题的不同，询问其相关背景信息，以确保除问题本身外能获取足够的背景信息，并尽可能将一切与解决问题相关的因素弄清楚。

3. 确定咨询问题　根据背景信息对咨询者的提问进行判断，并将其确定和分类，以便下一步进行信息检索。如服务对象是患者时，首先要明确患者所患疾病、疾病的药物治疗效果及所要咨询的问题，然后有的放矢地回答问题。主要涉及药物的疗效、用法用量、不良反应、禁忌证、注意事项等问题。要逐一评估患者的需求，然后给予恰当的回答。

4. 确定服务目标　根据服务对象的不同需求，确定药学信息服务所要达到的目标。以患者为例，所达到的总体目标是帮助患者正确地认识和选择药物，合理地使用药物，保证用药安全、有效、经济，提高患者用药依从性。应针对患者所关心的问题进行有的放矢的回答，避免面面俱到，以免提供的信息太多，给患者带来困惑。

5. 查找获得答案　根据不同的问题分类构建检索策略，应用数据库、期刊、工具书等进行信息检索。将检索到的文献信息进行分析、归纳和总结，提炼出所需要的信息从中找出问题的答案，并对信息的可靠性、先进性与效用性做出科学评价。

6. 提供信息服务　根据信息检索、分析、归纳的结果，结合自身知识和经验为咨询者答疑解惑，提供具体的药学信息服务。

7. 确认服务效果　药师应保证药学信息服务目标的实现，确认咨询者是否已理解并真正掌握所提供的信息。以患者为例，为判断患者是否理解相关信息，可以让患者重复一遍，从患者的叙述中了解患者是否真正掌握再加以纠正。除进行现场效果确认外，还要确定服务的最终效果，即通过药学信息服务是否提高了药物治疗的效果，是否提高了合理用药的质量和水平。

8. 记录随访总结　详细记录每个咨询问题及回答结果，如可能可记录咨询者的联系方式以便对问题进行补充、更正或随访。药学信息服务记录应定期进行统计分析，找出临床常见的、共性的问题，有针对性地进行药学干预，变被动药学信息服务为主动药学信息服务。

▶ 边学边练

进行药学信息收集并为医护人员和患者服务，请见"实训十　药学信息的收集与服务"。

第三节　用药咨询服务

情境导入

情境描述：

　　患者，女，68岁，患有高血压、血脂异常、心律失常等疾病，日常服用药物辛伐他汀，近日因剧烈咳嗽、气促、胸闷、喘息等症状到医院就诊，确诊为急性支气管炎，医师开具药品克拉霉素。患者咨询药师，克拉霉素与辛伐他汀是否可以同时服用，有何不良反应。

学前导语：

　　辛伐他汀与克拉霉素不宜合用：① 辛伐他汀通过 CYP3A4（一种肝药酶）代谢，而克拉霉素是 CYP3A4 抑制剂，会增加他汀类药物的血药浓度，导致患横纹肌溶解综合征的风险增加；② 患者有心律失常症状，考虑克拉霉素的心脏毒性，也不宜使用克拉霉素。故建议医师改用其他抗菌药物。本节将带领大家学习用药咨询服务相关内容，熟悉患者、医师、护士、公众用药咨询服务的范围及注意事项，掌握用药咨询服务的技能。

　　用药咨询服务是指药师应用药学专业知识向公众（患者、医师、护士）提供直接的、负责任的、与药物使用有关的咨询服务，以提高药物治疗的安全性、有效性、经济性和依从性，实现临床合理用药。用药咨询服务是药学服务的具体表现形式之一，是药学服务重要的组成部分。

　　用药咨询服务的范围非常广泛，在全程化药学服务过程中，与药相关的人员都是用药咨询服务的服务对象。而在医院药学服务中，用药咨询服务的服务对象包含患者、医师、护士、患者家属及其他群体等。不同的对象，其需要了解的药品相关知识也会有所差异。

一、患者用药咨询服务

（一）患者用药咨询服务的范围

患者用药咨询服务的范围非常广泛，涉及与用药相关的各个方面。

1. 药品名称　因药品名称引起患者对药品的困惑是常见的问题之一，如阿司匹林和拜阿司匹林是不是一种药？其有何区别？这就需要药师能够准确掌握和理解药品与药品名称之间的关系，并能使用患者易于接受的语言正确解释，帮助患者了解药品名称之间的区别。

2. 用药方法　一些用药方法需要特殊说明的剂型，如栓剂、滴鼻剂、口腔用片剂、外用片剂、直肠用胶囊剂、喷雾剂等，需要详细介绍其用药方法，必要时可让患者重复叙述，以确保患者正确地理解并记忆。如复方硼砂漱口片为溶片，具有消毒、防腐的功效，用温水稀释含漱五分钟后吐出，切勿当成口服用片剂使用。

3. 给药剂量　指导患者按照正确给药剂量使用药物是确保药物治疗安全、有效的基本保障。要使患者明确首剂量和维持剂量的区别，注意用药次数、用药疗程，规范用药，提高患者用药依从性。如抗高血压药物盐酸哌唑嗪，首剂量如按常规剂量给予则容易导致首剂效应（或称首剂综合征），需采取首剂减量法。

4. 给药时间　许多药物的疗效与用药时间密切相关，选择合适的时间服用药物，顺应人体生物节律的变化，不仅能提高疗效，还可以降低药物的副作用。如人体内胆固醇和其他血脂的产生在晚上会增加，降胆固醇药物如阿托伐他汀钙的最佳服药时间为晚上。

5. 不良反应　不良反应是患者最为关注、也是药学工作人员需要特别谨慎对待的问题之一。药学工作人员除要具备丰富、扎实的专业基础知识，较强的文献检索能力外，还应能客观、准确地向患者解释相关药品的不良反应，避免夸大其词造成患者的恐慌、或者轻描淡写而延误患者的治疗。如类风湿关节炎患者因疼痛自行加药或惧怕不良反应而擅自减药停药，这些都是不可取的。

6. 药物疗效　患者特别关注药物疗效的相关问题。对于对因治疗的药物，患者更希望了解服药后预计的疗效以及起效的时间，也就是服药多久以后能明显感觉到病情的好转；对于控制症状的药物，每次服用药物疗效能维持多久，需要服用多久等。如糖尿病患者注射胰岛素后急需了解血糖控制情况。

7. 相互作用　随着患者对知识了解程度的增多，健康保健意识的增强，患者更希望了解药物与药物、药物与保健品、药物与食品之间的相互作用，以获得更好的药物治疗效果或避免增强药品不良反应。如服用某种药物期间能否同时服用钙片。

8. 其他　储存条件、有效期、药品价格、是否在医保报销目录等，也是患者常常希望了解到的内容。如药物储存条件是冷藏、避光、密封、密闭还是阴凉处等，都需要向患者解释清楚，以确保药品质量，保障用药安全、有效。

（二）需要特别关注的问题

患者用药咨询服务往往需要在较短的时间内完成咨询行为，内容多而杂，每日咨询量相对较大，其中特别需要关注的问题如下。

1. 患者同时使用两种或两种以上的药物时，应特别关注药物相互作用及是否有重复用药情况，避免药品不良反应的发生。

2. 如果患者在用药过程中已经发生了药品不良反应，应先了解不良反应产生的原因，排除可能的用药差错。

3. 如果患者的处方中有超说明书用药的情况，必须严格查询循证医学的依据，并与开具处方的医师沟通，了解超说明书用药的原因并对相应的患者进行用药监护。

4. 特殊药物如镇静催眠药物、抗精神病药物、激素类药物、抗菌药物及胰岛素类药物，需要针对药物的特殊性向患者解答，帮助患者正确理解和掌握使用方法，明确药物可能产生的不良反应。

5. 特殊剂型的药物如喷雾剂、栓剂、外用片剂、直肠用胶囊剂、透皮贴剂等，需要针对剂型的特殊用法进行详细讲解，必要时让患者叙述或演示。

案例分析

案例：

患者，女，43岁，怕冷、贫血、颜面水肿、食欲不振、乏力、心慌、胸闷，实验室检查血浆游离 T_3（FT_3）、游离 T_4（FT_4），T_3、T_4 均降低，促甲状腺素（TSH）升高，经医师会诊确诊为甲状腺功能减退症。医师开具处方药左甲状腺素钠片，患者取药后向药剂科咨询用药方法及注意事项等相关问题。请提供药学信息服务。

分析：

1. 早晨空腹服用，至少在饭前半小时服用。

2. 不能擅自增减剂量，更不能擅自停药，必须严格遵医嘱剂量用药。

3. 用药期间应避免食用葡萄柚汁、大豆制品，因为这些食物会降低药物的吸收，影响药物疗效。

4. 用药期间应定期检查血清甲状腺素水平。

5. 本药与多种药物之间可能存在相互作用，如果同时服用其他药品，必须告知医师或咨询药师。

6. 用药期间如果出现心悸、头疼、呕吐、发热、震颤、失眠等说明书中标示的不适症状，要随时复诊，可能与药物剂量过大有关。

二、医师用药咨询服务

（一）医师用药咨询服务的范围

1. 药代动力学　药代动力学是定量研究药物在生物体内的吸收、分布、代谢和排泄过程，并运用数学原理和方法阐述药物在机体内的动态规律的一门学科。通过药代动力学的分析，可以为确定药物的给药剂量和间隔时间提供依据。其与药品的疗效和安全性息息相关，是医师首先关注的问题之一，也是药师在药物咨询中必须储备的知识。

2. 药源性疾病　药源性疾病是指在药物使用（预防、诊断或治疗）过程中，进入人体后诱发的生理生化过程紊乱、结构变化等异常反应或疾病。药源性疾病的发生率不断增加，给患者的健康带来了很大危害。第一时间区分医源性疾病、药源性疾病以及患者本身的病理生理状态的改变，对患者的康复有着至关重要的作用。研究、了解、分析、总结药源性疾病是每一名药师的基本工作，也是药师在医疗团队中的工作重点。

3. 药物相互作用　随着现代医学的发展，药品的种类日渐繁多，患者往往同时应用多种药品、保健品，以及食疗，一些患者服药后病情恶化或发生不良反应，都有可能是药物之间的相互作用引起的。这使得医师在用药过程中不得不更加关注药物与药物、药物与食物、药物与保健食品的相互作用问题，药师所掌握的药物相互作用知识可为医师选择药物提供参考依据。

4. 新药信息咨询　随着医药行业的迅猛发展，新药的品种和数量不断增多，可供选择的治疗方案和治疗方法越来越多，但同时也给临床医师在药物选择方面带来了前所未有的困难。这使得为医师提供最新的药品信息成为临床药师的基本工作之一，药师可通过查阅、分析、评价、整理最新的文献信息，运用循证医学的证据，在第一时间为临床医师提供准确的合理用药信息。

（二）医师用药咨询服务注意事项

1. 信息解答的准确性　医师作为一线的医疗工作者，与患者的康复和生活质量息息相关。在临床诊疗过程中，每一个不准确的知识点或不准确的用词都可能对预后产生影响，药师作为医疗团队中合理用药的保障者，面对医师的咨询时信息解答一定要做到准确。

2. 信息解答的专业性　药师在回答患者问题咨询时，解答的深度和形式应力求贴近患者，简明易懂，而医师与患者不同，医师是具有医学专业知识的专业技术人员，药师在解答医师问题咨询时，所提供信息应更加专业。

3. 信息解答的时效性　医疗是一门实践学科，信息化社会使得医疗技术的更新十分迅速，医师对于最新的药品信息需求十分迫切，因此药师在回答医师咨询的过程中应提供具有时效性的信息。

4. 整理归纳的重要性　药师在回答医师咨询问题时应尽可能地搜集、查找最新资料，并将资料进行整理与归纳，用最简洁的语言呈现出最全面的信息，以利于临床医师更准确全面地了解药品信息。

三、护士用药咨询服务

护士作为医嘱的执行者往往关注用药方案如何执行，其用药咨询服务的范围主要包括以下几个方面。

1. 给药时间　给药时间的选择对药效以及不良反应往往有较大的影响，有时严重影响患者的预后。定期对护士进行时辰药理学相关知识的培训，及时解答护士的疑问，可以帮助护士正确用药，促进患者早日康复。如凌晨2点是哮喘对组胺类药物最为敏感的时间，睡前服用可降低给药剂量，更好地达到治疗效果。

2. 配伍禁忌　药物的配伍禁忌问题必须得到足够重视，这也是护士需要了解的内容之一。存在配伍禁忌的药物不宜混合输注，如注射用青霉素钠与氨基糖苷类抗生素同瓶滴注可导致两者抗菌活性降低，因此不能同一容器内给药。

3. 药物稀释　一些注射药品的溶解度或溶解后的稀释容积与药品的有效性、安全性及稳定性都有着密不可分的关系，如果配制不当会直接影响药品的药效及不良反应的发生。例如当患者处于失钾状态时，尤其是发生低钾血症时，需补充外源性钾离子，而氯化钾如果稀释不当不仅能引起剧痛，还可能导致心脏停搏。静脉滴注的氯化钾浓度应控制在0.2%~0.4%，心律失常可控制在0.6%~0.7%，以保障患者的用药安全。

4. 静脉滴注速度　药物的静脉滴注速度不仅影响患者心脏负荷，而且关系到药物的疗效及药物不良反应，部分药品的静脉滴注速度过快可致过敏反应或毒性，甚至可能引起死亡。如两性霉素B静脉滴注速度过快可能引起心室颤动和心脏停搏，其静脉滴注时间应控制在6小时以上。

5. 溶媒选择　选择合适的溶媒有助于药物的溶解，提高药物稳定性，甚至可能会影响药效，降低药品不良反应的发生率。最常用的溶媒为0.9%氯化钠溶液，但两性霉素B在生理盐水中稳定性差，容易析出沉淀，则不宜选用氯化钠溶液作为溶媒。

四、患者家属与其他群体的用药咨询服务

医院用药咨询服务不仅面对的是患者、医师、护士，还要面对患者家属与其他群体，所咨询问题涉及广泛而复杂，需要针对不同的人群给予不同需要的药物咨询解答。常见的用药咨询问题如下。

1. 药物储存保管　药物该如何储存保管是公众经常咨询的问题之一。不同的药品根据其理化性质不同，储存条件也不同，如胰岛素、胃蛋白酶按要求应该放在2~8℃的低温处保存；维生素类、抗生素类药物，遇光后会使颜色加深，药效降低，甚至变成有害物质，应避光储存。

2. 食品与药品相互作用　用药的过程中，公众常关注药品与哪些食品不能同时应用，作为药师应向公众进行相关问题的讲解与宣传。如豆制品中含有植物的雌性激素成分，若与雌性激素药物同时服用可导致药效增强，产生协同作用。

3. 特殊人群用药咨询服务　应特别关注老年人、孕妇、儿童、婴幼儿等特殊人群的用药，以及机体本身有肝、肾功能损害等基础疾病患者的用药问题。依据不同的人群特征给予恰当的用药咨询服务。如老年人机体的各个器官已经发生退行性变化，基础疾病增多，肝、肾功能明显衰退，药物代谢减慢，发生不良反应的概率远远高于成人，其用药的品种和剂量都应依据实际情况适当调整。

4. 其他　应关注烟、酒、茶、饮料等对药物应用的影响。如茶水中的鞣质在体内生成鞣酸，后者与小檗碱中的生物碱相互作用可大大降低药效；服用头孢类药物期间及停药后不能饮酒，否则易引起双硫仑样反应。

◎ 案例分析

案例：

李某平时有饮酒的习惯，一次酒宴与亲友欢聚后，久久不能入睡，就服用了常规剂量的镇静催眠药，不久就昏昏沉沉地睡着了。次日凌晨，当家人来唤时，发现他已死于梦中多时了。作为药师，如何向患者家属解释？

分析：

饮酒是许多人的生活嗜好，然而饮酒后服用镇静催眠药能导致毒性反应的发生。酒的主要成分乙醇可增强细胞膜的通透性，使镇静催眠药如巴比妥、司可巴比妥钠、地西泮、甲丙氨酯等药物容易进入细胞内，从而提高其在中枢神经系统的浓度，使中枢抑制作用增强，导致呼吸抑制而死亡。

各类镇静催眠药与酒同用，可产生协同作用，加重该类药物的毒性，会发生致死性

中毒。这种中毒很难抢救，目前尚无良方。因此，喝醉酒的人即使躁动不安、胡言乱语，也不应给服镇静催眠药，以免酿成悲剧。同样道理，服用各类镇静催眠药后应忌饮酒。

课堂问答

1. 请结合所学药学专业知识，探讨一下服用哪些药物后不宜饮酒。

2. 以小组为单位，通过角色扮演法，设计并实施以患者或患者家属为对象的用药咨询服务。

章末小结

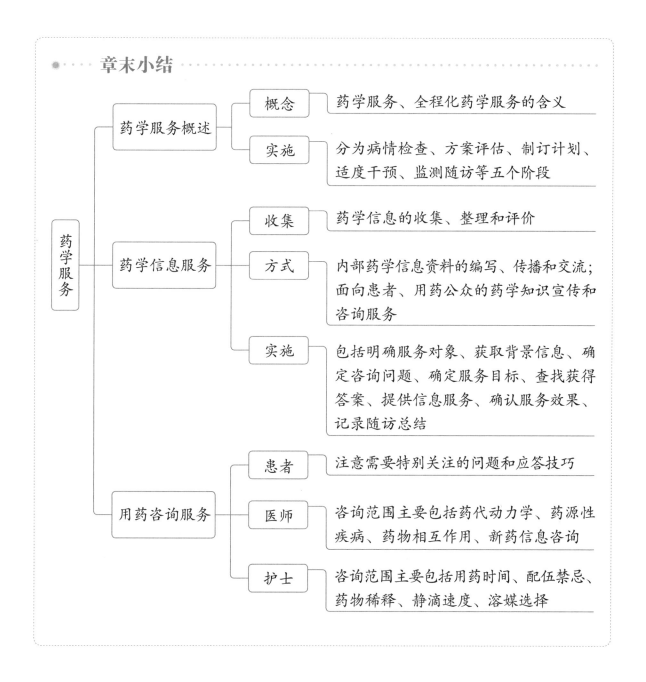

思考题 ··

1. 药学服务实施的流程是什么?

2. 获得医院药学信息的途径有哪些?

3. 简述医院药学信息服务的实施步骤。

（林　琳）

实训部分

实训一 特殊药品贮存管理模拟实训

一、实训目的

熟悉保险柜的使用方法以及麻醉药品、第二类精神药品的标识和贮存方法，熟练掌握麻醉药品、第二类精神药品的药房日常管理，进一步认识特殊药品管理的意义。

二、实训准备

1. 准备基本设施　模拟药房（有监控和报警设施）、带双锁的药品保险柜、带锁的药品抽屉。

2. 准备物品　麻醉药品专用标识、精神药品专用标识。

3. 准备药品　磷酸可待因片、芬太尼注射液、盐酸哌替啶注射液、地西泮片、苯巴比妥钠注射液、地佐辛注射液。

4. 学生分组　每4位学生为一组，组长扮演药房负责人进行验收登记。

三、实训内容

1. 两人验收药库发放的药品，组长和另一位学生做好药品登记明细账。

2. 保险柜管理　设置保险柜，张贴麻醉药品专用标识；两人一组，一人转动密码，两人各持一把钥匙，双人双锁开启保险柜，存放麻醉药品；关闭保险柜。

3. 专用抽屉贮存管理　设置第二类精神药品抽屉，张贴专用标识；存放药品；专柜加锁。

四、实训结果

1. 根据药库发放的药品清单信息，验收。

2. 填写药房麻醉药品、第二类精神药品明细账。

实训表 1-1　麻醉药品药房明细账

存放地点：<u>1 号保险柜</u>

日期	品名	规格	数量	支出	结存	备注

实训表 1-2　第二类精神药品药房明细账

存放地点：<u>2 号抽屉</u>

日期	品名	规格	数量	支出	结存	备注

3. 实训评分

实训表 1-3　实训评分表

姓名	验收（20%）	药房明细账（30%）	保险柜使用、专柜加锁管理（50%）	总分

五、实训讨论与分析

1. 麻醉药品专用保险柜的使用方法与步骤是什么？

2. 麻醉药品的安全贮存管理工作的关键点是什么？

3. 第二类精神药品区别于普通药品管理的关键点是什么？

4. 如何坚守职业道德，严把特殊药品发放关？

（吴有根）

实训二 高警示药品调剂模拟实训

一、实训目的

掌握A级高警示药品调剂关键点，熟悉A级高警示药品品种，能正确调剂高警示药品。

二、实训准备

1. 准备基本设施 模拟药房、药品柜、高警示药品专用标识、高警示药品专用袋。

2. 准备物品 高警示药品专用标识。

3. 准备药品 10%氯化钾注射液。

4. 学生分组 每3位学生为一组，分别调剂高警示药品。

三、实训内容

1. 根据住院部医嘱单调配高警示药品。

2. 发放A级高警示药品须使用高警示药品专用袋，药品核发人、领用人须在领单上签字。

四、实训结果

1. 集中存放高警示药品的专用药品柜须张贴明显的高警示药品标识；两人一组，其中一人调配药品，核对无误后在调配栏签名。

2. 另一人核对无误后，将药品装进贴有高警示药品标识的专用袋包装后，发放给病区领药人，双方确认后签名。

实训表2-1 住院部药房领药单

单号：

病区：ICU   日期：××××年××月××日

序号	药品名称	规格	数量
1	10%氯化钾注射液	10ml：1.0g	2支

3. 实训评分

实训表2-2 实训评分表

姓名	调配（40%）	核对（50%）	领药（10%）	总分

姓名	调配（40%）	核对（50%）	领药（10%）	总分

五、实训讨论与分析

1. A级高警示药品的调配有哪些注意事项？

2. 如何坚守职业道德，严把高警示药品发放关？

（吴有根）

实训三　门诊药房药品分类与摆放模拟实训

一、实训目的

熟练掌握药品分类与摆放的方法，学会精神药品、麻醉药品、贵重药品的特殊管理方法。

二、实训准备

1. 准备基本物品　模拟药房、调剂用具等。

2. 准备药品　20种药品（包含麻醉药品和精神药品）。

3. 学生分组　每6位为一组，分别扮演药房人员对药品进行分类和摆放。

三、实训内容

1. 带领学生熟悉整个模拟药房分类和摆放。

2. 要求各组根据提供的药品抽取10种，进行正确分类和摆放，并做好记录。

3. 小组完成下列实训讨论和作业，提交分类和摆放的记录。

四、实训结果

实训表 3-1　实训评分表

序号	药品	分类	摆放位置	分值	得分	扣分原因
1				5		
2				5		
3				5		
4				5		
5				5		
6				5		
7				5		
8				5		
9				5		
10				5		
总计				50		

五、实训讨论与分析

1. 分类的方式和摆放的注意事项是什么？结合实训谈谈分类与摆放工作的关键点。

2. 如何做好特殊药品的管理工作？

3. 门诊处方分类与摆放一般会出现哪些问题，如何避免和处理？

（蔡　鹃）

实训四　门诊药房处方调剂模拟实训

一、实训目的

熟悉医疗机构药学人员药品调剂操作流程和常见问题，能根据处方要求对不同疾病的患者进行用药指导。

二、实训准备

1. 准备基本物品　门诊药房调剂流程教学视频（配套光盘）、药品、20张西药处方、包装袋、调剂用具等。

2. 学生分组　每4位学生为一组，分别扮演患者、医师、药师进行药品调剂。

三、实训内容

1. 让学生观看门诊药房调剂录像，熟悉整个门诊药房调配流程和要求。

2. 要求各组写出调剂流程图，注明关键工作点。

3. 各组抽取处方两份，先行审方，选取其中一份处方编写模拟情境对话，按门诊药房处方调配流程进行模拟处方调配。

4. 小组完成下列实训讨论和作业，提交处方审查结果和处方调配情境对话。

四、实训结果

实训表 4-1　实训评分表

项目	分数	内容	分值	得分	扣分原因
准备	6	个人卫生（无长手指甲及指甲涂色、指甲无污垢）、仪表端庄、着装整洁、大方得体、发药前要洗手、态度和蔼	3		
		药品摆放整齐，无过期、破损等不合格药品，发药台物品摆放干净整齐	3		
操作步骤	3	认真逐项检查处方前记、正文和后记，检查书写是否清晰完整，确认处方的合法性	3		

项目	分数	内容	分值	得分	扣分原因
操作 步骤	20	处方用药适宜性审核，内容包括：规定必须做皮试的药品；处方医师是否注明试验及结果的判断；处方药与临床诊断的相符性；剂量、用法的正确性；选用剂型与给药途径的合理性；是否有重复给药现象；是否有潜在临床意义的药物相互作用和配伍禁忌；其他用药不适宜情况等	20		
	3	存在用药不适宜时，应当告知处方医师，请其确认或者重新开具处方	3		
	3	对于不规范处方或者不能判定其合法性的处方，不得调剂。发现严重不合理用药或者用药错误，应当拒绝调剂，及时告知处方医师，并应当记录并报告	3		
	5	调剂处方时必须做到"四查十对"：查处方，对科别、姓名、年龄；查药品，对药名、剂型、规格、数量；查配伍禁忌，对药品性状、用法用量；查用药合理性，对临床诊断	5		
	4	准确调剂处方，正确书写药袋或粘贴标签，注明患者姓名和药品名称、用法用量	4		
	3	向患者交付药品时，按照药品说明书或者处方用法，进行用药交代与指导，包括每种药品的用法、用量、注意事项等	3		
	3	在完成处方调剂后，应当在处方上签名或者加盖专用签章	3		
总分	50		50		

五、实训讨论与分析

1. 用框图方式列出门诊处方调配的主要环节，并结合实训谈谈调剂工作的关键点。

2. 如何做好配药后的用药指导工作？

3. 门诊处方调配一般会出现哪些药患紧张事件，如何避免和处理？

4. 老幼用药剂量折算方法有哪些？

（蔡　鹃）

实训五 医院药品入库验收的模拟实训

一、实训目的

熟练掌握药品的入库验收手续及要求，会进行药品的入库验收工作。

二、实训准备

1. 准备基本物品 药品入库通知单、入库验收记录单、色标等。

2. 准备各类药品库模拟容器 常温库容器、阴凉库容器、冷藏库容器。

3. 准备药品 一般药品、特殊药品若干。

4. 学生分组 每4位学生为一组，分别扮演药库管理人员进行药品验收入库。

三、实训内容

（一）药品数量验收、包装验收、质量验收

1. 数量验收 对照药品入库通知单上所列的供货单位、药品名称、规格、生产厂家及数量是否相符，填写库验收记录单。

2. 包装验收 仔细检查药品内、外包装是否符合药用规格标准、是否完整无损，填写验收记录单。外包装不合格的药品移至待检区。

3. 质量验收 药品性状验收，主要以人的感觉器官来检验药品的性状、色、嗅、味。填写"入库验收记录单"。

（二）入库存放

根据药品验收情况，依据药品性质将实训用药品分别放入常温库容器、阴凉库容器、冷藏库容器的相应位置，并以色标标记出合格区、待检区。

四、实训结果

1. 根据带教老师给出的药品购入信息，填写药品入库验收记录单。

实训表 5-1 医院药品入库验收单

到货日期：

凭证号	品名	规格	单位	批号	有效期	批准文号	生产厂家	应收数量	实收数量	单价	金额	供货单位

验收员： 制单人： 保管员： 总页码：

2. 填写医院药品明细账。

实训表 5-2 医院药品明细账

品名：_____　规格：_____　单价：_____　页：_____

日期	凭证号	收入	支出	结存	备注

3. 实训评分

实训表 5-3 实训评分表

姓名	药品入库验收基本程序（40%）	药品入库验收单（30%）	药品明细账（30%）	总分

五、实训讨论与分析

1. 对销后退回的药品应如何进行验收？

2. 特殊管理的药品验收和发货应注意哪些问题？

3. 药品标签应标的内容有哪些？

（李高慧）

实训六　模拟静脉用药集中调配

一、实训目的

熟练掌握静脉用药集中调配的工作流程和静脉用药中肠外营养液的混合调配操作顺序。

二、实训准备

1. 准备基本物品　处方单。

2. 学生分组　每4位学生为一组，分别扮演临床药师进行处方审核和调配。

三、实训内容

（一）肠外营养液在静脉用药调配中心的调配案例

患者：男性，短肠综合征。医嘱处方如下。

5% 葡萄糖注射液　500ml

50% 葡萄糖注射液　300ml

硫酸镁注射液　2.5g

复方维生素（3）注射液　5ml

氯化钾注射液　30ml

复方氨基酸注射液（18AA-Ⅱ）　750ml　　　　　　i.v.gtt.

中/长链脂肪乳注射液　250ml

葡萄糖酸钙注射液　10ml

多种微量元素注射液　40ml

Ω-3鱼油脂肪乳注射液　10g

注射用脂溶性维生素Ⅱ　1瓶

（二）实训要求

作为静脉用药调配中心的药师，请先描述一下静脉用药调配中心的工作流程。其次，对上述处方进行审核和调配。

四、实训结果

1. 静脉用药调配中心的工作流程：

2. 该肠外营养处方是否合理：

3. 该肠外营养处方的调配顺序：

五、实训讨论与分析
进行肠外营养液的混合调配时有哪些操作要点？

（王之颖）

实训七　抗高血压药的用药指导

一、实训目的

掌握合理用药的基本原则及要求，能正确开展用药指导工作。

二、实训准备

1. 准备基本物品　准备抗高血压药用药案例20例，高血压病例10例。

2. 学生分组　每6位学生为一组，准备相关理论知识。每组随机抽取用药案例2例，高血压病例1例。

三、实训内容

（一）抗高血压药用药案例分析

1. 带领学生再次复习抗高血压药的分类、代表药物和用药原则。

2. 选取2例抗高血压案例分析，给学生示范。

3. 学生以组为单位完成所抽取的2个用药案例的用药分析。

（二）模拟零售药店，对患者进行抗高血压的用药指导

指导学生对所抽取的高血压病例进行分析，推荐用药，进行用药指导，以组为单位采取角色扮演呈现。

四、实训结果

1. 本组所抽取的抗高血压药用药案例分析

组别：　　　　　　　　　　组员姓名：

案例一

　　用药是否合理：

　　用药分析：

案例二

　　用药是否合理：

　　用药分析：

2. 分析本组的高血压病例，将角色扮演中所设计的主要内容列到下面。

　　患者病史：

　　并发症：

　　主要实验室检测指标：

　　选择推荐药物：

推荐药物的理由（用药分析）：

用药指导：

特别注意事项：

3. 实训评分

实训表 7-1　实训评分表

姓名	抗高血压药用药案例分析一（25%）	抗高血压药用药案例分析二（25%）	高血压合理用药角色扮演（50%）	总分

五、实训讨论与分析

1. 抗高血压的分类与用药原则是什么？
2. 各类抗高血压药如何选用？
3. 简述抗高血压药的联合用药内容。
4. 抗高血压药使用过程中有哪些注意事项？

（吴　丹）

实训八 抗菌药物的处方点评

一、实训目的

能对数据资料进行统计分析，归类为合理处方、不规范处方、用药不适宜处方、超常处方，并对结果进行解释。

二、实训准备

1. 准备基本物品　到某市级医院（或者学校附属医院）药剂科收集近期一定时段（某年某月某日）的抗菌药物医疗处方200张（可复印，但须注意保密）。

2. 准备处方分析统计表、抗菌药物使用处方点评工作表。

3. 学生分组　每6位学生为一组，准备相关理论知识。随机抽取20张处方供每组学生点评，其中包含合理处方、不规范处方、用药不适宜处方、超常处方四类。

三、实训内容

1. 带领学生再次复习处方点评的内容和结果判断。

2. 指导学生对抽取的20张处方进行分类。

3. 对处方进行点评，完成抗菌药物使用处方点评工作表。

四、实训结果

1. 根据抽取的处方，完成处方的分类。

实训表 8-1　处方分类表

类别	数量	占总处方百分比
合理处方		
不规范处方		
用药不适宜处方		
超常处方		

2. 填写抗菌药物使用处方点评工作表。（表格见正文第七章表7-5）

用药评价：

3. 实训评分

实训表 8-2　实训评分表

姓名	抗菌药物处方统计 （25%）	抗菌药物使用处方点评 （75%）	总分

五、实训讨论与分析

1. 你所点评的20张处方中最突出的问题是什么，该如何改进？

2. 处方点评过程中应注意哪些问题？

3. 通过本次处方点评实训活动，你觉得处方分析有何意义？你有哪些收获？

（吴　丹）

实训九　药品不良反应报告的模拟实训

一、实训目的

熟练掌握药品不良反应报告的程序和要求，会评价药品不良反应的因果关系，会正确书写上报不良反应报告。

二、实训准备

1. 准备基本物品　药品不良反应案例若干、药品不良反应/事件报告表等。

2. 学生分组　每4位学生为一组，轮流扮演临床药师进行药品不良反应报告。

三、实训内容

（一）药品不良反应案例

患儿王某，女，汉族，出生日期为2019年8月1日，体重10kg，病历号为248558。2020年9月5日，王某因呕吐、腹泻半天入某市人民医院救治，完善相关辅助检查后诊断为急性胃肠炎。医师给予抗感染、补液和保护胃黏膜治疗，处方中所用治疗药品情况如下表。

实训表 9-1　药品情况表

药品通用名称（含剂型）	生产厂家	批准文号	生产批号	用法用量
阿莫西林克拉维酸钾	四川某制药厂	H20136310	20200113	0.9%氯化钠注射液100ml加0.3g阿莫西林克拉维酸钾，i.v.gtt. b.i.d.
西咪替丁注射液	云南某药业公司	H20113309	20200812	5%葡萄糖注射液100ml加0.2g西咪替丁注射液，i.v.gtt. s.i.d.
0.9%氯化钠注射液	山东某药业公司	H20113236	20200721	100ml，i.v.gtt. q.d.
5%葡萄糖注射液	山东某药业公司	H20113228	20200623	100ml，i.v.gtt. q.d.

2020年9月6日王某静脉滴注0.2g西咪替丁注射液加入100ml 5%葡萄糖注射液的过程中，滴注约10分钟后出现寒战，继而发热，体温39.5℃，考虑为药品不良反应。医师立即给予地塞米松注射液5mg一次静脉推注，盐酸异丙嗪注射液10mg一次肌内注射，并给予5%葡萄糖注射液100ml一次静脉滴注，症状约30分钟后好转。

（二）实训要求

如果你为案例中该市人民医院的临床药师，发现此事件后请按照药品不良反应报告的程序进行报告，并认真、仔细填写"药品不良反应/事件报告表"上报。

四、实训结果

1. 该药品不良反应报告的具体程序是＿＿＿＿＿＿＿＿＿＿＿＿＿＿＿＿＿＿＿＿＿＿

＿＿＿＿＿＿＿＿＿＿＿＿＿＿＿＿＿＿＿＿＿＿＿＿＿＿＿＿＿＿＿＿＿＿＿＿＿＿＿

＿＿＿＿＿＿＿＿＿＿＿＿＿＿＿＿＿＿＿＿＿＿＿＿＿＿＿＿＿＿＿＿＿＿＿＿＿＿＿

2. 填写药品不良反应/事件报告表

实训表 9-2　药品不良反应/事件报告表

首次报告□　跟踪报告□　　　　　　　　编码：＿＿＿＿＿＿＿＿＿＿＿＿＿＿＿

报告类型：新的□　严重□　一般□

报告单位类别：医疗机构□　经营企业□　生产企业□　个人□　其他□＿＿＿＿＿

患者姓名：	性别：男□女□	出生日期：　年　月　日
		或年龄：

民族：　　　　体重（kg）：　　　　联系方式：

原患疾病：	医院名称：	既往药品不良反应/事件：
	病历号/门诊号：	有□＿＿＿＿＿＿　　无□　不详□
		家族药品不良反应/事件：
		有□＿＿＿＿＿＿　　无□　不详□

相关重要信息：吸烟史□　饮酒史□　妊娠期□　肝病史□　肾病史□　过敏史□＿＿＿＿＿
　　　　　　　其他□＿＿＿＿＿＿

药品	批准文号	商品名称	通用名称（含剂型）	生产厂家	生产批号	用法用量（次剂量、途径、日次数）	用药起止时间	用药原因

怀疑
药品

并用
药品

不良反应/事件名称：　　　　　不良反应/事件发生时间：　　年　　月　　日

不良反应/事件过程描述（包括症状、体征、临床检验等）及处理情况（可附页）：

不良反应/事件的结果：痊愈□　好转□　未好转□　不详□　有后遗症□
　　　　　　　　　　表现：＿＿＿＿＿＿＿　死亡□　直接死因：＿＿＿＿＿＿
　　　　　　　　　　死亡时间：　　年　　月　　日

停药或减量后，反应/事件　　　是□　否□　不明□　未停药或未减量□
是否消失或减轻？

再次使用可疑药品后是否再　　　是□　否□　不明□　未再使用□
次出现同样反应/事件？

对原患疾病的影响：不明显□　病程延长□　病情加重□　导致后遗症□　导致死亡□

关联性　报告人评价：肯定□很可能□可能□可能无关□待评价□无法评价□签名：
评价　　报告单位评价：肯定□很可能□可能□可能无关□待评价□无法评价□签名：

报告人　联系电话：　　　　　　职业：医师□　药师□　护士□　　其他□＿＿＿
信息　　电子邮箱：　　　　　　　签名：

报告单位信息　单位名称：　　　　　　联系人：
　　　　　　　电话：　　　　　　　　报告日期：　年　月　日

生产企业请填　医疗机构□ 经营企业□ 个人□ 文献报道□ 上市后研究□ 其他□＿＿＿＿
写信息来源

备注

3. 实训评分

实训表 9-3　实训评分表

姓名	药品不良反应报告的具体程序（40%）	填写药品不良反应/事件报告表（60%）	总分

五、实训讨论与分析

1. 如何评价该药品不良反应的因果关系？

2. 填写"药品不良反应/事件报告表"时应注意哪些问题？

（余卫强）

实训十　药学信息的收集与服务

一、实训目的

熟悉医院药学信息服务的实施过程，具备为医护人员和患者提供药学信息服务的基本能力。

二、实训准备

1. 准备基本物品　实训前一周收集有关治疗和护理儿童普通感冒的文献资料、常用感冒药品说明书、药品或药盒等，并进行分类、整理，必要时打印。

2. 学生分组　每5名学生为一组，分别扮演儿童感冒就诊相关的医师、护士、患儿家属、药学信息服务人员、记录员。

三、实训内容

（一）整理实训资料

（二）模拟医院药学信息服务实施过程

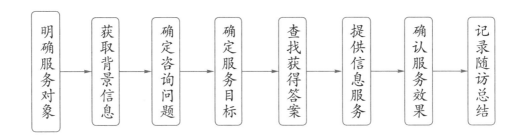

（三）收集、整理模拟医院药学信息服务场景的资料以及以下提供的参考资料

儿童普通感冒相关文献参考资料要点如下。

（1）医师方面：普通感冒是上呼吸道感染的一个最常见类型，也是儿科容易滥用抗菌药物的疾病。一方面，该疾病除了影响患儿健康和学习积极性，还可能并发鼻窦炎、中耳炎、气管-支气管炎乃至肺炎等；另一方面，儿童肝脏解毒和肾脏排泄等功能发育尚不完善，用药不当较易引起不良反应，甚至对健康造成的危害甚于疾病本身。

临床医师对该病的认知程度存在不足，在治疗上存在盲目性、重复用药、不当联合用药、过多使用抗菌药物和抗病毒药物等现象。国内部分儿科临床医学专家参考国内外有关指南和研究资料，共同制定了《中国儿童普通感冒规范诊治专家共识》。

病因：鼻病毒最常见，其次有冠状病毒、呼吸道合胞病毒等，以及营养不良、贫血、维生素 AD 缺乏、过度疲劳、着凉、缺乏锻炼、居住环境拥挤、大气污染等均是普通感冒的诱因。

临床表现：起病较急，以鼻咽部卡他症状为主，可有喷嚏、鼻塞、流清水样鼻涕、咽部充血、发热不明显或仅有低热等症状。婴幼儿往往鼻咽部卡他症状不显著而全身症状较重，可骤然起病，呈高热、咳嗽、食欲减退，可伴有腹痛、呕吐、腹泻、烦躁等，甚至热性惊厥。

常用药物：对因治疗没有较好的药物，病程早期应用利巴韦林气雾剂喷鼻咽部可能有一定益处，无须全身使用抗病毒药物。

对症治疗的药物：减充血剂，如伪麻黄碱是儿科最常用的口服鼻减充血剂，但长期使用减充血剂有可能导致药物性鼻炎和鼻黏膜充血反弹；抗组胺药，如马来酸氯苯那敏、苯海拉明以及第1代抗组胺药（如氯苯那敏）和减充血剂（如伪麻黄碱），通常作为经典复方制剂被推荐用于普通感冒早期的对症用药；解热镇痛药，针对普通感冒患者的发热、咽痛和全身酸痛等症状，该类药物包括对乙酰氨基酚、布洛芬等；祛痰药，如愈创木酚甘油醚等。

（2）护士方面：给药方式通常为口服或鼻腔局部给药。口服药时宜取站位，不宜躺着服药，躺着服用可能会使药物粘于食管；儿童不要捏鼻子喂药，否则易将药物呛入气管或支气管，轻则咳嗽，重则发生窒息；服药最好用白开水，不要选择茶水、牛奶、果汁等，因为白开水在改变药物成分、干扰药物吸收、降低药物的浓度及疗效、增加药物的副作用等方面的作用是最小的；服用止咳糖浆后不宜立即饮水，以免影响疗效。

（3）患者方面：遵医嘱，按时、按剂量服药；不要盲目选择抗病毒药、疫苗或中药制剂。记住护士交代的注意事项。养成健康的生活习惯，均衡膳食、充足的睡眠、适度运动和避免被动吸烟；相对隔离普通感冒的密切接触者，以防感染；勤洗手，戴口罩，尽量避免去拥挤的公众场所。

四、实训结果

结合搜集的实训资料、模拟医院药学信息服务场景的资料以及提供的参考资料，写一篇药讯（栏目自选）。

注意：医院药学信息服务主要对象是医师、护士和患者，在询问侧重面上，每个角色都不同，需要解答的问题也不一样，要根据服务对象实际问题给出及时解答，不需要全面阐述。

药讯写作要立足于临床实际需要，围绕合理用药提供实用、及时、全面、严谨的药学信息服务。常见的栏目如下。

（1）合理用药：如医院处方评估以及不良反应监测结果汇总分析、通报等。

（2）用药咨询：如药物应用科普知识、常用药物小常识、医院新增药物用法用量、老药新用、中西药制剂品种等。

（3）新药推介：推荐和介绍新药的组成、性质、药理作用、用法用量、药物相互作用等。

（4）其他："药政管理""综述、进展""药师信箱""经验交流"等栏目。

五、实训讨论与分析

如果你是一位医院药学信息服务工作人员，需要从哪些方面加强自身素质培养？

（林　琳）

参考文献

[1] 刘素兰.医院药学概要.北京：人民卫生出版社，2015.

[2] 张明淑，于倩.医院药学概要.3版.北京：人民卫生出版社，2018.

[3] 纪秋凤，邹海娟，李瑞明，等.广东省医疗机构制剂现状及风险防控分析.今日药学，
2021，31（12）：938-960.

[4] 国家食品药品监督管理总局执业药师资格认证中心.中药学专业知识（一）.7版.北京：
中国医药科技出版社，2015.

[5] 国家食品药品监督管理总局执业药师资格认证中心.药学专业知识（一）.7版.北京：中国
医药科技出版社，2018.

医院药学概要课程标准

（供药剂、制药技术应用专业用）

一、课程任务

医院药学概要是中等卫生职业教育药剂和制药技术应用专业的一门重要的专业（技能）方向课程。主要内容是医院药事相关法律法规的基本内容，医院药品采购、储存与养护、处方调剂等保障与供应的基本技能，开展以患者为中心，以临床药学为基础，促进合理用药的药学技术服务和相关药品管理工作。本课程的任务是为社会输送具有扎实的医院药学基础知识、娴熟的医院药学技能、良好的职业素质和服务意识，并具有继续学习和适应职业变化能力的临床实用的药学专业人才。

二、课程目标

（一）知识目标

1. 掌握　医疗机构药事管理的法律法规，医院药品管理制度，医院药品采购、储存与养护，处方调剂，开展医院药学信息服务的方法。

2. 熟悉　医院制剂、静脉用药集中调配、药学服务、处方点评、药品不良反应监测的主要内容。

3. 了解　医院药学的发展和现况，临床药学基本内容。

（二）技能目标

1. 熟练掌握　药品的采购、储存与养护，处方调剂，特殊药品和高警示药品管理的技能。

2. 学会　静脉用药的集中配制，药品不良反应的监测技能，药品信息的检索和信息服务，应用药品知识对不同用药群体初步进行用药指导。

（三）职业素质和态度目标

1. 能自觉遵守医药行业法规、规范及规章制度，具有从事医药事业的良好职业道德，具备必备的医药企业素养和从事医院药学专业工作的专业素质。

2. 具有认真端正的学习态度和严谨科学的学术作风，具有较强的沟通能力、口头和书面表达能力，能够从事药学服务并有与服务对象交流的能力。

三、教学时间分配

教学内容	学时数		
	理论	实训	合计
一、绪论	2		2
二、医院药事管理	4	4	8
三、医院药品调剂	6	4	10
四、医院药品的采购、储存与养护	4	2	6
五、医院制剂	2		2
六、静脉用药集中调配	2	2	4
七、临床药学	6	4	10
八、药品不良反应	4	2	6
九、药学服务	4	2	6
机动			
合计	34	20	54

四、教学内容与要求

单元	教学内容	教学要求	教学活动（参考）	学时（参考）	
				理论	实训
一、绪论（按章描述）	（一）医院药学的概念与研究内容	熟悉	理论讲授	2	
	1. 医院药学的概念		多媒体演示		
	2. 医院药学的研究内容		案例教学		
	（二）医院药学的发展	了解	角色扮演		
	1. 传统药学阶段		情景教学		
	2. 临床药学阶段		教学录像		
	3. 药学服务阶段		教学见习		

单元	教学内容	教学要求	教学活动（参考）	学时（参考） 理论	学时（参考） 实训
二、医院药事管理	（一）医院药事管理机构 1. 医院药事管理机构的组成和任务 2. 医院药学部（科）的工作职责	熟悉	理论讲授 多媒体演示 案例教学 角色扮演 情景教学 教学录像 教学见习	4	
	（二）医院药事管理与药物治疗学委员会（组） 1. 医院药事管理与药物治疗学委员会（组）的组成 2. 医院药事管理与药物治疗学委员会（组）的职责	熟悉			
	（三）医院药学专业技术人员的配置与管理 1. 医院药学专业技术人员的配置 2. 医疗机构药师的工作职责 3. 医院药学专业技术人员的培训和继续教育	熟悉			
	（四）医院药品管理 1. 国家基本药物 2. 特殊药品 3. 高警示药品 4. 中药饮片	掌握			
	实训一　特殊药品贮存管理模拟实训	熟练掌握	案例分析		4
	实训二　高警示药品调剂模拟实训	熟练掌握	技能实训		

单元	教学内容	教学要求	教学活动（参考）	学时（参考）理论	实训
三、医院药品调剂	（一）处方管理	掌握	理论讲授	6	
	1. 处方的基本知识		多媒体演示		
	2. 处方管理的一般规定		案例教学		
	（二）处方调剂的基本知识	掌握	角色扮演		
	1. 处方调剂的工作程序和要求		情景教学		
	2. 调剂工作管理制度		教学录像		
	3. 调剂工作质量管理		教学见习		
	（三）门（急）诊药房调剂	掌握	讨论		
	1. 门（急）诊药房调剂的特点				
	2. 门（急）诊药房调剂的工作流程				
	（四）住院药房调剂	熟悉			
	1. 中心摆药				
	2. 病区小药柜				
	3. 凭处方领药				
	（五）中药调剂	熟悉			
	1. 中药调剂室的基本设施				
	2. 中药调剂的基本知识				
	3. 中药处方调剂				
	4. 新型中药配方颗粒调剂				
	实训三　门诊药房药品分类与摆放模拟实训	熟练掌握	案例分析		
	实训四　门诊药房处方调剂模拟实训	熟练掌握	技能实训		4

单元	教学内容	教学要求	教学活动（参考）	学时（参考）理论	学时（参考）实训
四、医院药品的采购、储存与养护	（一）医院药品的采购	熟悉	理论讲授	4	
	1. 药品采购的基本制度		多媒体演示		
	2. 药品采购的程序		案例教学		
	3. 药品采购的方式		角色扮演		
	4. 药品入库与出库管理		情景教学		
	（二）医院药品的储存与养护	掌握	教学录像		
	1. 药品仓库概述		教学见习		
	2. 药品的在库管理				
	3. 药品的效期管理				
	4. 药品的账务管理				
	5. 药品的养护				
	实训五 医院药品入库验收的模拟实训	熟练掌握	案例分析 技能实训		2
五、医院制剂	（一）医院制剂概述	了解	理论讲授	2	
	1. 医院制剂的概念和分类		多媒体演示		
	2.《医疗机构制剂配制质量管理规范》主要内容		案例教学 角色扮演		
	（二）常用医院制剂	熟悉	情景教学		
	1. 普通制剂		教学录像		
	2. 无菌制剂		教学见习		
	3. 中药制剂				
	（三）医院制剂的质量管理	掌握			
	1. 医院制剂的质量标准				
	2. 医院制剂质量检测基本程序				
	3. 医院制剂质量检测方法				

单元	教学内容	教学要求	教学活动（参考）	学时（参考）	
				理论	实训
六、静脉用药集中调配	（一）静脉用药集中调配概述 1. 静脉用药集中调配的概念和意义 2. 静脉用药调配中心（室）的管理 3. 静脉用药调配中心（室）的基本设施 4. 配制基本要求	熟悉	理论讲授 多媒体演示 案例教学 角色扮演 情景教学 教学录像 教学见习	2	
	（二）静脉用药集中调配操作规程 1. 静脉用药调配中心（室）人员的更衣 2. 药品与物料的保管 3. 工作流程	熟悉			
	（三）肠外营养液的调配 1. 肠外营养液的特点 2. 肠外营养液的适应证 3. 肠外营养液的调配注意事项 4. 肠外营养液的调配	掌握			
	实训六　模拟静脉用药集中调配	学会	案例分析 技能实训		2
七、临床药学	（一）临床药学概述 1. 临床药学的研究内容 2. 药学查房	熟悉	理论讲授 多媒体演示 案例教学	6	
	（二）合理用药 1. 合理用药概述 2.《抗菌药物临床应用指导原则》	掌握	角色扮演 情景教学 教学录像		

单元	教学内容	教学要求	教学活动（参考）	学时（参考）理论	学时（参考）实训
七、临床药学	3.《中成药临床应用指导原则》		教学见习		
	（三）治疗药物监测	熟悉			
	1. 治疗药物监测概述				
	2. 治疗药物监测的过程				
	3. 临床需要监测的药物				
	（四）处方点评	熟悉			
	1. 处方点评概述				
	2. 处方点评的组织管理与实施				
	3. 处方点评的结果和应用				
	实训七 抗高血压药的用药指导	学会	案例分析		
	实训八 抗菌药物的处方点评	学会	技能实训		4
八、药品不良反应	（一）药品不良反应概述	熟悉	理论讲授	4	
	1. 药品不良反应的概念		多媒体演示		
	2. 药品不良反应的分类		案例教学		
	3. 药品不良反应的程度		角色扮演		
	（二）药品不良反应监测	熟悉	情景教学		
	1. 药品不良反应评定标准		教学录像		
	2. 药品不良反应监测范围		教学见习		
	3. 药品不良反应监测体系				
	4. 药品不良反应监测方法				
	（三）药品不良反应的报告	掌握			
	1. 药品不良反应的报告程序				
	2. 药品不良反应的报告要求				
	3. 药品不良反应监测报告表的填写				
	实训九 药品不良反应报告的模拟实训	学会	案例分析 技能实训		2

单元	教学内容	教学要求	教学活动（参考）	学时（参考）理论	实训
九、药学服务	（一）药学服务概述 1. 药学服务的概念 2. 药学服务的实施	了解			
	（二）药学信息服务 1. 药学信息的收集 2. 医院药学信息服务的内容和方式 3. 医院药学信息服务的实施步骤	熟悉			
	（三）用药咨询服务 1. 患者用药咨询服务 2. 医师用药咨询服务 3. 护士用药咨询服务 4. 患者家属与其他群体的用药咨询服务	了解			
	实训十　药学信息的收集与服务	学会	案例分析 技能实训		2

五、课程标准说明

（一）参考学时

本课程标准供中等卫生职业教育药剂、制药技术应用专业教学使用，总学时为54学时，其中理论教学34学时，实训教学20学时。学分为3学分。

（二）教学要求

1. 本课程对理论部分教学要求分为掌握、熟悉、了解三个层次。掌握指对基本知识、基本理论有较深刻的认识，并能综合、灵活地运用所学的知识解决实际问题。熟悉指能够领会概念、原理的基本含义，解释医院药学岗位工作现象。了解指对基本知识基本理论能有一定的认识，能够记住所学的知识要点。

2. 本课程重点突出，是以岗位胜任力为导向的教学理念，在实训技能方面分为熟练掌握和学会两个层次。熟练掌握指能独立、规范地解决医院药学工作的实际问题，完成医院药学岗位药品的采购、储存与养护，处方调剂，特殊药品、高警示药品管理的技能操作。学会指在教师的指导下能初步实施提供药学信息、药品不良反应监测，并能指导患者合理用药。

（三）教学建议

1. 本课程依据医院药学岗位的工作任务、职业能力要求，强化理论实训一体化，突出"做中学、做中教"的职业教育特色，根据培养目标、教学内容和学生的学习特点以及职业资格考核要求，提倡项目教学、案例教学、任务教学、角色扮演、情境教学等方法，利用校内、外实训基地，将学生的自主学习、合作学习和教师引导教学等教学组织形式有机结合。

2. 教学过程中，可通过测验、观察记录、技能考核和理论考试等多种形式对学生的职业素养、专业知识和技能进行综合考评。应体现评价主体的多元化、评价过程的多元化、评价方式的多元化。评价内容不仅关注学生对知识的理解和技能的掌握，更要关注知识在医院药学实训中运用与解决实际问题的能力水平，重视药学专业职业素质的形成。

彩　图

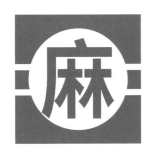

图2-2　麻醉药品
　　　　专用标识

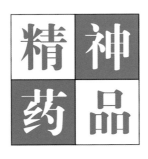

图2-3　精神药品
　　　　专用标识

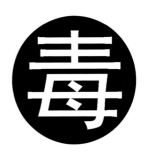

图2-4　医疗用毒性
　　　　药品专用标识

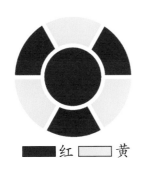

图2-5　放射性药品
　　　　专用标识

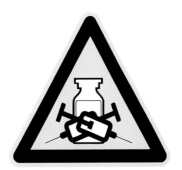

图2-6　高警示药品专用
　　　　标识